# Pasos Para Un Encuentro

## Mi historia puede cambiar tu vida

# ELIZABETH RIGGS

Pasos para un Encuentro Autora: Elizabeth Riggs

Publicado por MIRIGGS

MIRIGGS
PasosParaUnEncuentro@gmail.com
Instagram: Pasos_Para_Un_Encuentro

**Límite de responsabilidad/Renuncia de garantía:**

Equipo editorial y editorial:
Author Bridge Media, www.AuthorBridgeMedia.com
Gerente de publicación: Laurie Aranda
Diseño de portada: Ruby Freire

Library of Congress Control Number: 2022916340
ISBN: 979-8-9867851-0-3 – softcover
ISBN: 979-8-9867851-1-0 – ebook

**Información sobre pedidos:**

Hay descuentos especiales disponibles en compras por cantidad por parte de corporaciones, asociaciones y otros. Para obtener más información, póngase en contacto con el editor en la dirección expuesta en la parte superior.

*A Mike, Brianna Paola y Diego por su paciencia, su amor y ser el motor de mi vida.*

*A mis padres por enseñarme siempre lo correcto y recordarme que Dios es amor y está por encima de todas las adversidades.*

*A mis hermanos por quererme y respetarme.*

*A mi universo, amigos y conocidos que fueron parte de mi inspiración en este largo viaje, mi cariño infinito.*

*Grupo SCRIPSS por escuchar mi angustia y su apoyo profesional*

*A todos ustedes desde lo más profundo de mi corazón, GRACIAS por escuchar mi historia.*

*Seguramente hay un rumbo*
*posiblemente*
*y de muchas maneras personal y* único.

*Posiblemente haya un rumbo*
*seguramente*
*y de muchas maneras*
*el mismo para todos.*

*Hay un rumbo seguro*
*y de alguna manera posible*

**—Jorge Bucay**

# CONTENIDO

# Capítulo I

# El inicio

Seis de octubre, por fin llegó el tan esperado gran día. Estaba con ansias y nervios, con temor de que me suspendieran la cirugía por cuestión de la pandemia la covid-19. Salí de casa. Mi esposo sólo podría dejarme en la puerta del hospital pues no permiten acceso más que sólo al paciente. Por esa razón entendí que mi marido y mi hija no podrían acompañarme en ese momento tan especial.

Por fin llegué al hospital, donde la enfermera acudió a la Sala de Espera a mi encuentro.

-Qué bonitos caballos -recuerdo bien que ella hizo referencia a mi bolsa de equipaje.

-Gracias, es mi tema favorito -contesté nerviosa pero contenta.

-¿Cómo te sientes? ¿cómo estás? -preguntó la enfermera.

-Muy emocionada de estar aquí -contesté muy feliz- quiero que todo esto empiece ya. Aún no conozco en persona a mi cirujano, pero estoy ansiosa por verlo.

-El Doctor Fuller es muy lindo y no tarda en venir a verte.

En realidad, todo fue rápido. El anestesiólogo me explicó el procedimiento de suministrar la anestesia. Posteriormente llegó mi cirujano que por fin conocí en persona hasta ese momento. Por cierto, muy apuesto y gentil.

-¿Cómo estás? ¿Cómo te sientes?

Doctor estoy feliz de verlo y de estar aquí -aseguré.

-¿Alguna duda? -preguntó con una sonrisa y me explicó el procedimiento de la cirugía -ya estamos listos, dentro de poco empezaremos -aseguró y se retiró.

En un principio, cuando pensé en esta cirugía, pasó por mi cabeza un momento gris de incertidumbre, al pasar las semanas, y esta vez siendo mi segunda operación sabía que, a pesar de su complejidad, esta sería diferente y sentía que todo saldría muy bien.

A partir de ese momento todo fue más rápido de lo que me imaginé. En un abrir y cerrar de ojos, ya me encontraba despertando de la anestesia y a pesar de ello, yo seguía optimista e imaginándome todo el cambio hermoso que vendría a mi vida.

Nací en Mexicali, Baja California, México, la madrugada del 15 de mayo de 1966. Hermana mayor de cuatro hijos. Mis padres, originarios de Zacatecas. Ambos dedicados a la docencia. Mi padre fue un hombre muy trabajador, estricto y siempre preocupado por nuestro bienestar. Mi madre también muy trabajadora, cuidando muchos detalles de cómo inculcarnos una educación completa. No obstante, nací y crecí en un hogar muy riguroso con muchos tabús. Donde los modales y buenas costumbres imperaban en todo. Recuerdo que mi madre me obligó a leer el libro *Manual de Urbanidad y Buenas Maneras,* de Manuel Antonio Carreño. Un libro que siempre me pareció obsoleto, sobre todo para una joven de 14 años.

En fin, los recuerdos de mi infancia no fueron placenteros. Muy difíciles de compartir. Mis padres se divorciaron cuando apenas tenía siete años. Y todos esos detalles de separación son recuerdos muy dolorosos. Pero con el pasar del tiempo, comprendí las decisiones de mi madre.

Una de las memorias que atesoro con dulzura, son las visitas a casa de mi abuela materna, ella enviudó muy joven. Mi *abue*, como siempre la nombré, sólo estudió hasta sexto de primaria, sin embargo, fue una mujer excepcional, emprendedora, amorosa, inteligente y sobre todo muy divertida.

Pasar parte de los veranos con ella, en la cálida Mexicali, fue lo mejor que me sucedió. Nuestras conversaciones profundas y sus bromas aún las echo de menos a pesar de que ya han pasado más de 20 años de su partida. De algo estoy segura, su influencia tiene mucho que ver en la forma en que veo la vida hoy.

Puedo decir de mi niñez y mi apariencia física que siempre me recuerdo redondita y acomplejada. Cuando empecé a cocinar a muy temprana edad, busqué entre los libros de cocina de mi madre recetas vegetarianas. Como hermana mayor, en algunas ocasiones, me tocaba preparar los alimentos para mis hermanos cuando a mi madre no le daba tiempo. Empecé a practicar platillos con vegetales. Siempre con la esperanza de que de esa forma podría hacer algo por lucir mejor.

En la escuela me sentía más acomplejada aún.

Siempre recuerdo haber sido una de las más gorditas de mi clase. Recuerdo que un compañero me nombraba "mi tanquecito petrolero" aunque me lo decía de cariño, no obstante, me molestaba. Conforme pasaba el tiempo, eso me empezó a incomodar más y más. A tal grado que cuando entré a la secundaria, empecé a investigar con amiguitas cómo podría hacer dieta.

-Tomando café y pastillas, vas a bajar rápido -aseguró una compañerita.

Fui a la farmacia a comprar las pastillas que me había recomendado, las *Redotex*.

¿Qué jovencita de 14 años podría sentirse tan preocupada de su peso y apariencia, para tomar algo que desconocía sin supervisión alguna? Desde luego que no le dije a mi mamá. Recuerdo muy bien que al segundo día que me las tomé, con puro café, casi me desmayo en la escuela. Nadie supo por qué. Pero me dio mucho miedo. Jamás las volví a tomar.

Ya para el tercer año de secundaria algo pasó con mi cuerpo. Deje los *Gansitos Marinela* que tanto me gustaban. Empecé a cambiar y a perder peso. Recuerdo que observé con detenimiento qué comía. Todo empezó a mejorar.

Así pasó mi tiempo de la prepa, bajando y manteniéndome en un peso. Siempre con esa lucha de lucir delgada, como todas las chicas de mi edad. Pero sabía que sería una tarea dura. Era un reto constante.

Llegó el tiempo de universidad y lucía un peso que no me avergonzaba. Pero de pronto, por problemas de orden femenino, empecé a tomar pastillas hormonales. Notablemente subí poco a poco de peso, hasta que llegó el momento de que todo se salió de control.

Aumenté de una manera desproporcionada. *Tengo que hacer algo y ya* -me reprendí. Para esto ya habían pasado tres años en la universidad y ya me preparaba para la graduación. No podía pasar más tiempo. De nuevo, junto con una de mis mejores amigas de ese tiempo, encontramos un doctor de control de peso, quien nos recetó unas pastillas que él mismo empaquetaba. Nunca supimos los nombres de dichos medicamentos, solo se limitó a explicarnos que una era para acelerar el metabolismo y otra un diurético.

Eran dos dosis diarias. Nos había pedido no comer harinas y cítricos. Empezamos a bajar de peso con una rapidez extraordinaria. En seis meses y antes de nuestra graduación, lucíamos espectacularmente delgadas.

Me imaginé con el vestido más bonito para esa noche. Una noche que esperaba con mucha alegría.

Quería impresionar a la persona quien era muy especial para mí y que invité para que me acompañara esa gran noche. Nunca sucedió porque no pudo asistir. Me sentía muy triste por ello. Pero al mismo tiempo comprendí que el logro de mi nueva apariencia fue por mí y para mí.

Me mantuve estable en ese peso, aproximadamente 145 libras, es decir 65 kilos, por siete años. Entre 1988 y 1994. Una vez que me gradué, en 1988, empecé a trabajar y mis actividades cambiaron. Todas contribuyeron a mantenerme en ese peso.

Nunca incorporé una rutina física. Lo único que me gustaba era caminar. Como no había áreas verdes alrededor de donde vivía, sólo me limitaba a caminar por las calles del vecindario. O como *Rocky Balboa,* caminar lo más rápido posible por las vías del ferrocarril cerca de mi casa.

En Tijuana fui contratada en una compañía que me trataba muy bien. Con beneficios y posibilidades de explorar el mundo. De hecho, ya me habían enviado a Alemania para tomar un entrenamiento, pero a mi regreso tuve que decidir, con mucho dolor, mudarme a Estados Unidos en el año 1991, año que recibí mi residencia permanente en ese país.

# Capítulo II

# Al otro lado del Río

Un año difícil fue 1991. Nos encontrábamos en medio de la *Guerra del Golfo*. Los trabajos eran escasos. Pero después de renunciar a mi empleo, pensé en volver a empezar *qué sabe en qué*. Una mañana tomé el periódico local de mi ciudad *El Mexicano* y me fui a sección de empleos. Con sorpresa encontré, en la sección de clasificados, una vacante de *hostes* en un restaurante de San Diego.

-No regresaré hasta que consiga empleo -le dije a mi madre después de arreglarme.

Así fue. Volví por la tarde con el empleo solicitado. El dueño del restaurante me había entrevistado. Me había gustado el lugar. Con muchas fotografías de artistas, amigos de él. Ya que el señor Singer pertenecía al gremio de actores. Recuerdo que le dijo al señor que estaba en la caja:

-Mira, te presento a la señorita que será la nueva *hostes*. -señaló el señor Singer al gerente- empezará mañana.

A partir de entonces me tocó trabajar con Carlos. Era mayor que yo 13 años. Entonces yo parecía modelo, estaba en mi peso ideal. Nunca me habían interesados los hombres mayores. Pero este señor me empezó a invitar a salir. Poco a poco se fue dando un trato diferente. Meses más tarde, nos hicimos novios. Esta relación duró dos años exactamente.

Cuando menos pensamos resulté embarazada, ya estábamos comprometidos y pensando ponerle fecha a la boda. Las circunstancias de la vida nos llevaron a tomar la decisión de casarnos. Para el otoño de 1993 tuvimos una boda muy hermosa y con una gran ilusión de tener nuestro primer hijo juntos, puesto que él ya tenía uno de una relación anterior.

La espera de nuestra hija Camila fue lo más maravilloso que nos pasó. Con ella vinieron nuevos planes de negocios de comida, que formamos en San Diego y Colombia, pero sobre todo muchos sueños.

Sin embargo, nada era suficiente. Teníamos una relación muy fría, plena de mucho trabajo. La rutina llenaba nuestras vidas juntas pero separadas. Estoy segura que todo esto fue un refugio para justificar el exceso de comida, y por lo tanto, mi figura.

Debido a que no era basto el ingreso de los trabajos, conseguí colaborar en el ámbito que conocía: los viajes. No obstante, para no perder los negocios familiares, me vi obligada a laborar más en el negocio de alimentos. Aunque con el paso del tiempo me di cuenta de que el trabajo siempre fue una excusa. Vivía una soledad inmensa. Desordenada. Amarga. Lo único que me sostenía era mi hija. Ver por ella. Era mi motor. Mi vida entera.

Por causa de mi embarazo, como casi toda mujer por dar a luz, aumenté de peso de forma natural. Yo no fui la excepción. De 145 libras -66 kilos- subí a 200 libras -casi 91 kilogramos. Me empecé a preocupar a tal grado que le llamé a mi doctora. Me dijo que no me angustiara por el peso. Que mucho de eso se debía a la retención de líquidos, normal en un embarazo. Que dejara la cuestión del peso hasta después del nacimiento de mi bebé. Me quedé tranquila esperando.

Una vez que llegó el alumbramiento. Fue sorpresa darnos cuenta de que era niña. El único ultrasonido que tuve nunca se precisó el sexo. Lo mejor de todo es que estábamos preparados con el nombre de Camila, soñábamos con una niña.

A partir de que pasaban los meses, después de su nacimiento, empecé a someterme a regímenes de ejercicio y tratando de comer más balanceado. Ahí se notaba que bajaba. Logré más o menos 30 libras menos -cerca de 14 kilos. Pero no era suficiente. Al mismo tiempo estaba sufriendo la presión de bajar de peso por parte del padre de mi hija.

Era tanta su atención que empecé a sentirme menos apreciada. Muy incómoda, pues ya de por si nuestra relación no era buena. A partir de entonces empezó a empeorar. Realmente fue muy triste darme cuenta de que mi matrimonio no iba bien y lo peor era que no mejoraría, no al paraíso que había soñado. Sabía muy en el fondo que no había empezado bien y por lo tanto, no terminaría bien tampoco.

Me envolvían toda una gama de sentimientos. Me confundían. Me anclaron. Mientras me refugiaba en esa rutina despiadada de trabajo. Rendida al amor. Sin darme cuenta de que el daño me lo estaba haciendo a mí misma. El que él me haya descuidado no era excusa para que yo me abandonara de la forma que lo hice. Pero sí es cierto que cuando hay una motivación existe el poder de tu corazón para no vencerte.

Mi hija era y sigue siendo mi todo. Me olvidé de mí por una buena razón. Además, tenía muy claro que sólo quería tener un hijo y estaba dispuesta a entregarme como madre. Olvidé que al mismo tiempo tenía derecho a buscar tiempo para mí. Como nos pasa a muchas amas de casa con trabajo y marido. Primero es la familia, los hijos sin voltear a ti misma y ver qué es lo que te hace falta para estar bien y contenta.

Pasaron cinco años más o menos con la misma rutina. Era la época de 1999. Pensaba que tenía que prepararme económicamente, empezando por buscar un empleo por si se llegaba el momento de separarme del padre de mi hija. Así tendría cómo sustentar la vida de mi retoño y la mía.

Por fin en 2001, una amiga me dijo que en la compañía donde trabajaba, necesitaban una persona para contestar el teléfono por tres días. Así que muy contenta me presente en la oficina que me habían citado.

Después de tres días, la directora de un programa de la oficina de educación, me pidió que me quedara más tiempo, esos días se convirtieron en meses, meses en años. Que hasta la presente me encuentro trabajando para esa misma organización. Institución a la que estoy muy agradecida y al mismo tiempo a la amiga que me recomendó. Pues esta oportunidad fue el inicio y me dio el valor de pensar seriamente en separarme de mi esposo.

Me sentía muy triste y decepcionada. Las cosas tuvieron que llegar al extremo de probar toda mi resistencia al dolor. Tanto espiritual, emocional y físico. De una manera que no me hubiera imaginado jamás.

Al inicio del 2003 algo tremendo sucedió con mi espalda. Mi área lumbar estaba sufriendo un dolor intenso. No podía comprender que me sucedía. Decidí ir al médico y sólo me recetó relajantes musculares y el famoso *Tylenol*.

Pasaron dos meses y cada vez era peor lidiar con mi salud. Al par de una relación que se estaba desmoronando sin poder detenerse. Sabía que esto me estaba enfermando. Aunque no me daba cuenta de qué tanto.

Tuve que salir de viaje a Los Ángeles, en automóvil, por motivos de trabajo. Mi compañera manejó de regreso hasta Carlsbad. Cuando intenté pararme para conducir a casa llegué al punto de no sentir mis piernas. Por lo que me llené de pánico y no entiendo cómo fue posible seguir manejando. Le llamé al padre de mi hija para que me recogiera del sitio donde debía dejar el vehículo oficial que manejaba.

Con mucho esfuerzo me bajé de la camioneta. Me subí al auto. Le pedí que me llevara a la sala de emergencias. Tenía un dolor que me desgarraba la espalda.

-No te voy a llevar, lo que necesitas es descansar del viaje -expresó Carlos con voz severa.

Así que llegué a casa. Ni siquiera me bañé. Sólo me tiré en la cama con un dolor que gritaba. Así pasé toda la noche. A la mañana siguiente, enérgicamente, le exigí que me llevara a la sala de emergencia. Fue suficiente para que me hiciera caso. Cuando llegamos trató de ayudarme a salir del auto, me jaló de la blusa, con un imperativo "¡bájate!".

Como pude salí. Y en cuanto llegue a registrarme, me pasaron de inmediato a revisar. Me pesaron: 170 libras -77 kilos- 30 libras de sobrepeso.

-No sé qué te sucedió, pero te prometo que haré lo posible porque camines bien otra vez -el doctor sentenció con mucha seriedad y preocupación cuando me revisó.

En el momento que dijo eso, sentí que mi corazón se detuvo del susto, de incertidumbre.

-Vamos a suministrarte morfina -el doctor agregó.

-¡No, doctor, por favor, no! -supliqué.

-No te estoy pidiendo permiso. Te estoy avisando. Es de la única manera que vamos a poder hacer algo por ti -aseguró con mirada decidida.

Estuve siete días hospitalizada. Sedada por completo. Recuerdo con vaguedad que me bañaban en la cama. Morfina las 24 horas del día. Cuando por fin me dieron de alta comprendí muchas facetas de mi vida, que se vinieron encima, como si fueran recordatorios de lo que debía hacer una vez que me recuperara totalmente. La rehabilitación física se llevó tres meses en casa, bajo incapacidad médica. Ese tiempo me ayudó a resolver conflictos internos.

Como no pude manejar por ese tiempo estuve en casa es su totalidad. Me di cuenta de muchas situaciones que pasaban y que no las había notado. Al percatarme de ello, sentí que había llegado en mi mente y corazón, el momento de separarme. Le compartí la decisión a mi mamá y por supuesto no estuvo de acuerdo.

-Si un marido no te pega y te sostiene, no es motivo para divorciarse.

¡Dios *mío!* -me dije- ¿cómo *mi mamá me está diciendo esto?*

Pero sabía que su amor y preocupación de madre le negaban admitir que un divorcio sería mi solución.

Le pedí a una amiga que me llevara al banco y abrí mi propia cuenta. Resolví con la oficina de nóminas de mi empleador, que depositaran a mi nueva cuenta mi salario. Esa tarde me costó un pleito tremendo en casa. Pero ya no tenía miedo, estaba decidida hacer lo que tenía que hacer. Sólo era cuestión de tiempo.

Pero ese tiempo fueron días, meses y para cuando llegó el gran momento. Ya habían pasado tres años. Con esta experiencia me di cuenta de que en ocasiones una decisión no sólo se toma y ejecuta al mismo tiempo. Hay muchos factores en juego. Esperar es de valientes y prudentes.

Para septiembre del 2006 estaba legalmente divorciada. Empezando una nueva vida a lado de mi tesoro más hermoso: mi hija.

Estaba feliz. Me sentía liberada de un sinfín de desamores, malentendidos y juegos emocionales. Es indescriptible la libertad que experimenté a partir de ese momento. Estaba dispuesta a abrir mi corazón a un nuevo amor que me valorara y me aceptara como soy.

Ese mismo año empecé con cambios. Fue como cuando un niño entra a una dulcería y no haya qué dulce escoger, pues los quiere todos. Cambios en los que no tenía contemplado todavía cómo estaba mi apariencia física. Para mí era muy importante recuperarme emocionalmente para poder pensar en el balance de la nueva vida de mi hija. Entendí entonces que las emociones se trataban como salud mental.

Cuando concebí que habría cambios de salud, tomados de la mano con mis sentimientos, comprendí que había mucho por hacer. Que mi dieta necesitaba ajustes y aunque llevaba un régimen vegetariano desde el 2003, mi peso no estaba donde tenía que estar. Al contrario, seguía subiendo. Empecé a darme cuenta de que me hinchaba cuando comía algo con harina y otros alimentos.

Mi estómago no se sentía bien. Aún a pesar de mi vida vegetariana por lo que hice una cita con mi médico y determinó mandarme hacer una prueba de alergia al gluten, la cual salió positiva. La prueba de laboratorio determinó que no era celíaca. Pero sí recomendó que no comiera nada que contuviera gluten.

Algunas de las comidas vegetarianas, como la carne de soya su base es gluten. Eso me estaba perjudicando sin saberlo.

En cuanto dejé la molécula dañina y mi dieta vegetariana, empecé a bajar de peso con rapidez. Estaba asombrada de lo bien que me empecé a sentir. Pero con el transcurso de los meses empecé de nuevo a subir mucho de peso, debido al consumo de productos sin gluten, pero saturados de azúcar y grasa. Como repostería, galletas, panes, tortillas y muchos otros alimentos muy ricos. Entonces, entendí que se debían consumir con rigurosa disciplina.

Llegar a más de 200 libras -91 kilogramos- a mis 45 años, me desalentaba mucho. Se convirtió en un círculo vicioso para mí ya que me desesperaba y me hacía sentir sin salida. El doctor me decía que estaba en sobrepeso, pero no me indicaba un plan concreto de cómo bajar de peso y qué hacer. Me sugirió que inscribiera en la clínica de control de peso, a la que asistí un par de meses. No logré ningún cambio y no me animé a probar el plan de ingerir sólo líquidos, ya que había escuchado que los resultados sólo eran temporales y de rebote, de manera que me quedé en las mismas.

Pasó el tiempo, intenté todo. En el 2011 estuve en el programa de *Weight Watchers* tiempo en el que había logrado bajar 10 libras (5 kilos aproximadamente) significó un buen comienzo. Pero me distraje y de nuevo me encontré en el principio.

Pasaron los meses y seguía pensando en la magia, pero no se me ocurría nada. Sólo me acompañé de las ensaladas y viviendo una dieta libre de gluten. Algo así como un barco la deriva.

# Capítulo III

# Mi mejor recompensa

En vísperas del 2012, mi padre sufrió una enfermedad que provocó una larga travesía entre médicos y hospitales. Me vi en la necesidad de velar por él. Es decir, tomar decisiones por él ya que había perdido el habla y la movilidad de todo su cuerpo. En Estados Unidos hay un documento que señala por anticipado el deseo de un enfermo con respecto a su salud. Dado que no había dejado por escrito este precepto, fue un tiempo muy difícil y de mucho estrés.

Transitamos desde la unidad de cuidados intensivos, hasta clínicas de rehabilitación. En dicho lugar de cuidados especiales estuvo más de un año. Tiempo de mucho aprendizaje, dedicación y amor. Pasaba horas a su lado después del trabajo y fines de semana enteros. Siempre una voz a lo lejos diciéndome *todo va a estar bien.*

Toda esta situación de mi papá creó un estrés inevitable. La angustia, poco a poco, me afectó emocionalmente y por lo tanto impactó mi salud. Me descuidé una vez más.

El tiempo transcurrió y a comienzos del 2014, en una tienda departamental conocí a mi esposo Miguel, originario de Jamaica y criado en New York, un contraste muy interesante. Un hombre que vino a revolucionar mi existencia. Con una gama de sentimientos que jamás había experimentado. Un personaje lleno de vida. Recuerdo su primer lema en compartirme: *enjoy life*, que significa disfruta la vida. Él se encontraba aún en la marina de Estados Unidos -NAVY- donde sirvió por 20 años. Sabía bien porqué me lo afirmaba.

Con tres viajes a Afganistán sabía muy bien eso de disfrutar estar vivo. En lo personal siempre me había mantenido al margen de los militares y todo ese mundo. Pero en el momento que lo empecé a conocer me di cuenta de lo equivocada que estaba en prejuzgar a la milicia. Mi admiración y respeto empezó a crecer, a cubrir mi vida.

Iniciamos una bonita relación y un entendimiento muy especial. Su inteligencia, buen humor me hizo detenerme y conocerlo más. Sus perspectivas sobre la vida me hicieron reflexionar. Los meses transcurrían. Mi tiempo se dividía más entre él y mi padre.

Cada día me enamoraba más su vida. Su trato. No había conocido a un hombre que me aquilatara como él. Que me demostrara su amor en todos los sentidos. Que con mirarme por un segundo sabía que pensaba y necesitaba. Siempre ha sido así.

El 7 de julio fue inolvidable. La enfermera nunca me llamaba tan temprano, pero cuando vi que sonó el teléfono a las siete de la mañana y escuché su voz, sentí que mi corazón se detuvo. Sabía que no era para una buena noticia. El gran momento de la despedida de mi padre había llegado.

Aunque ya lo sabía fue muy doloroso y con algo de drama -como suele ocurrir en muchas familias. Mientras mi compañero, Miguel a mi lado, fiel, con un amor indescriptible me acogió y comprendí que él empezaba a ser parte de mis días y mis noches. Conforme a la manera que me ayudó a lidiar con mi luto, observé más valores de los que había encontrado en otras personas. Un bálsamo para siempre. Ya no había vuelta atrás. Ni para él ni para mí.

Junto con mis hermanos hicimos todas las gestiones pertinentes para repatriar a mi padre a su México. Todo ese capítulo en mi vida, de despedir al hombre que más me había amado en esta vida, se había marchado para siempre.

Dos meses más tarde, Miguel y yo decidimos vivir juntos. Claro, para mí era muy importante que mi hija lo aceptara. De inmediato dio el sí. Para antes de que terminara el 2014, ya empezábamos una vida juntos. Llena de diversión, felicidad y respeto, pensando en los años que nos quedaban juntos por vivir.

Una de las formas que me enamoró mi esposo fue que siempre estaba dispuesto apoyarme en cualquier proyecto que se me ocurriera. Si había algo en lo que me equivocara, siempre utilizaba -hasta hoy- el amor y las mejores palabras que haya escuchado jamás.

Como dice el refrán: *no es lo que digas, sino como lo digas*. Así es él.

Podría ilustrar un sinfín de situaciones. Es hermoso compartir la vida con una persona que te defiende y te cuida con su vida. Siempre resalta lo mejor de mí. Aun en las situaciones más difíciles. No hay un día que no me alude con un *bonita, hermosa y te amo*.

Miguel, a diferencia de mi primer esposo, nunca me sugirió de ninguna forma que estaba con sobrepeso. Quizás lo pensó, pero nunca me lo dijo. Ni se le ocurrió decirme una palabra que me ofendiera.

Cuando le expuse la inquietud de operarme, él sólo

me dijo: *esa decisión es solo tuya, sé muy bien que harás lo mejor. Siempre confío en ti y todo lo que decidas. Si estás tomando esta decisión, es porque estás segura. Yo te voy a poyar incondicionalmente en todo lo que necesites para que lo logres.* Sus palabras no me sorprendieron. Pero fue muy importante escucharlas.

Para el 2015 retomé el querer hacer algo por mi salud, pues yo seguía subiendo de peso. Así que me encontré con el libro *La revolución de 22 Días*, de Marco Borges. Una dieta meramente vegana. En mi desesperación pensé podría ser la salida. Cumplí los 22 días con mucho esfuerzo, sin éxito alguno y comiendo con muchos sacrificios, la comida vegana no me sabia a nada. Pensando que debía encontrar otra forma para disfrutar de alimentos con salud a largo plazo, renuncie a este método, no apto en mi caso.

Así transcurrió el tiempo. Me había sentido extraña por varios meses con mucho agotamiento y pérdida de cabello. Para febrero del 2017 me diagnosticaron hipotiroidismo. Esa situación realmente me preocupó mucho. Por lo que no conforme con el diagnóstico de los médicos, en San Diego, consulté un médico en Tijuana. Me confirmó el diagnóstico, me dio una dosis diferente. Fue cuando empecé a tomar medicamento correcto para la tiroides.

Para mayo, en vísperas de ser abuela, se me ocurrió registrarme para un medio maratón en el conocido *San Diego Beach and Bay Half Marathon,* evento que no estaba preparada para competir. Como siempre mis porristas mi esposo y mi hija: ¡tú puedes! Acepté el reto.

Ignoraba que ya tenía osteoartritis en ambas rodillas. Para entonces ya pesaba 208 libras, es decir 94 kilos. Sentía mucho miedo de no poder terminar, o lo peor, ni siquiera la mitad. Pero con gran sorpresa y orgullo lo terminé y me traje a casa mi medalla. Medalla que Miguel colgó en su oficina. Camila y Miguel no se cansaban de decirme de lo orgullosos que estaban de mí.

Mi nieto nació en septiembre de ese año. Eso vino a revolucionar mi vida de una forma inimaginable. Ser abuela fue una de las facetas más fascinantes y maravillosas -después de ser madre- que me sucedió. Don Emiliano -como le digo a mi nieto- vino a llenar mi vida de colores que no conocía.

Por si fuera poco, Miguel me sorprendió con una propuesta de matrimonio. La promesa que siempre soñé. Inesperada, hermosa y rodeada de toda mi familia y amigos cercanos. Ya estábamos en camino de organizar nuestra boda. Estaba muy feliz y emocionada. La vida me sonría y me decía: *Dios es bueno.*

Para finales de ese año, sin darme cuenta, ya había subido siete libras más, casi una talla de ropa. Es decir, tres kilos más. La boda se aproximaba, sería en diez meses. Algo se me tenía que ocurrir. No quería pensar en ir a ver vestidos hasta que no bajara lo que según yo debía.

Las disposiciones del salón, comida y todos los preparativos en los que nos centramos las mujeres, iban a su paso, como lo deseaba. Pero el de mi peso seguía sin una explicación y salida alguna.

Entraba el año del 2018 y en vez de bajar de peso yo seguía subiendo. Decidí hacer cita con una nutrióloga que una amiga me recomendó. Me gustó mucho su trato. Me midió hasta la retención de agua que traía. La cual era evidente. Mis piernas, pies y tobillos estaban en constante hinchazón.

En fin, trazó un plan personalizado. Con una serie de horarios que empezaban desde las cinco de la mañana e ingestas cada dos horas. Con una serie de alimentos muy sofisticados y complicados de elaborar. Gracias a que contaba con cocina en mi trabajo, fue más llevadera por los dos meses que la practiqué. Tan solo logré bajar cinco libras. ¡Qué desilusión!

Llegó mayo con sólo cuatro meses para la boda.

-¿Cuándo vas a escoger tú vestido? -mis amigas me preguntaron.

-Hasta que logre bajar de peso, aunque sea unas 10 libras -contesté muy apenada. Pero seguía sin ver una luz que me indicara por dónde.

Pedí una cita con mi médico de cabecera y le expuse mi preocupación. Por supuesto en cada visita médica me indicaba que estaba muy pasada de peso. La masa corporal sobrepasaba los límites. Pero era todo lo que me decía. Yo esperaba que me diera un régimen más directo y concreto. En esa ocasión el doctor me recomendó el ayuno intermitente, el de 14 horas.

Empecé a leer en qué consistían sus beneficios. Me resultaba muy bien. Diría yo, fácil y llevadero. Tenía como único horario no comer antes de las nueve de la mañana y no después de las siete de la noche. Sí, empecé a bajar, pero muy lento. Sin rutina de ejercicios, pues no había magia. Seguía reteniendo muchos líquidos, además, con mis problemas de arritmia muy rápidos, sin saber que tenía problemas cardiovasculares.

Llegó la fecha de comprar el vestido de boda para uno de los días más importantes de mi vida. Era urgente buscarlo y encontrarlo. Tenía tan sólo cuatro semanas. Así que dolorosamente escogí mi vestido en la talla que menos hubiera querido ya que me quedaba muy ancho. Tuve que llevarlo a arreglar con la angustia del tiempo encima.

Todos los preparativos estaban listos. El día soñado llegó. Y en medio de familiares y amigos, Miguel y yo celébranos de forma oficial nuestra unión. Sentí que empezaba mi vida nuevamente con un hombre de un espíritu y corazón sin igual. El día que me llegó como un regalo de Dios.

A finales de ese año nos sorprendió la enfermedad y fallecimiento de mi suegra. Las festividades de fin de año y despedida del 2018 fueron muy dolorosas para mi esposo y difíciles para mí. Estaba devastado y me tocaba ser más fuerte por él. Me pidió que decidiera como llevaríamos los preparativos para despedir a Doña Elena.

En el 2019 recibimos nuestro primer año de casados. Lleno de novedades y sueños. Emiliano, nuestro nieto, llenando nuestras vidas de amor. Pero yo no me sentía completa. Mi salud se deterioraba cada día más. Me tenía anclada a un lado obscuro que yo me rehusaba a ver, menos comprender.

Teníamos programado para septiembre nuestro viaje de aniversario a Tahití. Pero a finales de agosto me sorprendió, sin avisar, osteoartritis en mi rodilla derecha. A tal punto que mi esposo me tuvo que llevar la sala de urgencias. Era un dolor intenso que me impedía moverme. Literalmente se veía una rodilla sobre mi rodilla por la bola de hinchazón que tenía. Me vi obligada a usar bastón y ajustador en mi rodilla por cuatro semanas.

Lograron en un mes estabilizarme y aun así me animé hacer el viaje de 12 horas sentada en el avión. Pero me la jugué. No sabía que tanto me afectaría mi estancia. Siempre viajar requiere energía y disponibilidad de caminar mucho. No estaba lista para ello.

En fin, nos limitamos y nos dedicamos a admirar los paisajes melancólicos llenos de historias del hermoso Tahití. Los safaris fueron una buena alternativa. Montados en las camionetas todo el día fue la mejor opción de diversión. El regreso sin novedad grave, más que hinchazón de rodilla y con ayuda de silla de ruedas para abordar el avión, situación que no me agradó en lo absoluto.

Terminó el año. Debido a tener muy limitada mi actividad física, la báscula se burlaba cada día más de mí. Llegué a las 230 libras, es decir 104 kilos.

¡Era inaudito! Me estaba desmoronando moralmente. Sabía que mi sistema de salud tenía mucho que ver en esto. Por lo que me dedique a buscar solución en el seguro médico de mi esposo. El único requisito que debía cumplir era renunciar a mi esquema de salud, para ser tratada en uno de los mejores hospitales y médicos del país. No lo pensé dos veces. Renuncié al mio y empecé con las gestiones del llamado *TRICARE*. El cual me llevo a la clinica Scripps.

A finales de diciembre tuve un episodio extraño todo el día. Me había sentido rara y ya entrada la noche le dije a mi esposo que sentía mi corazón muy acelerado. Que por alguna razón tenía miedo dormirme, reaccionó de inmediato. Con energía me ordenó que nos fuéramos al hospital. Me llevó a la sala de emergencia. Cuando me revisaron, los médicos me dijeron que me iban a internar, que habían detectado una anormalidad en mi corazón y que estaba muy acelerado, a causa de la tiroides.

Me preguntaron que si me había percatado haber bajado de peso. Como yo no me había pesado recientemente, no sabía. Efectivamente me pesaron en el hospital había bajado 10 libras en menos de dos semanas. Eso obedeció a que mi tiroides se descontroló, por consiguiente, mi corazón también lo resintió. Los médicos no se explicaron cómo de hipotiroidismo había pasado a hipertiroidismo.

Les comenté mi miedo de irme a dormir esa noche

y ellos se alegraron de no haberlo hecho. Tal vez no hubiera despertado.

Para inicios del 2019 y después de casi 20 años con el otro sistema de salud, seguí con mucha esperanza con el nuevo programa, pero ignoraba la emboscada de la pandemia de la covid-19.

Para febrero, ya contaba con la primera cita con mi médico de cabecera. La doctora Lina Hashem Dajani.

¡Qué doctora tan linda y profesional! Cuando llegué a su consultorio, ya había tenido el cuidado de leer toda mi historia clínica de 20 años.

De inmediato hicimos *click*. Me refirió a todas las especialidades que por años había estado en abandono. Debido a que el otro sistema de salud se rehusó a otorgármelo. Por consiguiente, mi doctora recomendó a un cardiólogo, un cirujano ortopedista, debido a mi rodilla, por la severidad de mi osteoartritis. También un endocrinólogo, mi tiroides estaba incontrolable. Ya de paso, a la unidad de enfermedades pulmonares, para tratar la apnea obstructiva del sueño. En fin, una serie de condiciones médicas que me estaban abrumando y haciéndome sentir como una anciana. Pero gracias a mi nueva atención médica veía la luz.

Con lo que no contábamos era con la pandemia. Empezó a propagarse en febrero del 2020. Lo bueno fue que las revisiones de mis especialistas no fueron suspendidas. Desde consultas, rayos X, pruebas de laboratorio. Hasta el implante de un monitor para mi corazón, que fue insertado en mayo del 2020.

Fue colocado para monitorear mis latidos que eran muy rápidos. Una maravilla tecnológica, que podía alertarme de algún problema y a su vez comunicarse automáticamente con los médicos del hospital, para así poder ser atendida a tiempo en caso de una emergencia cardiovascular.

Aún con toda esta atención, en parte debido al confinamiento por la pandemia y trabajar desde casa, empeoró mi condición. Mi única rutina física era transitar de la cama al escritorio, ir a la sala y cocina. Con más esfuerzo al patio.

Comía aperitivos constantes al ritmo de los noticieros, que no eran los mejores aliados. Mi salud iba declinando. El peso era la consecuencia, pero no me di cuenta. Para el mes de abril ya mi peso era de 245 libras (111 kilos) no sólo mis rodillas sufrían, mis tobillos también, al grado de que no encontraba calzado adecuado que me hiciera sentir cómoda para caminar. *Hasta aquí llegó mi limite* -me dije. *Liz haz algo al respecto* -me ordené.

# Capítulo IV

# La cirugía en medio de la pandemia

Mi salud declinó en los últimos 15 años. Fue desde que había tomado la decisión de divorciarme. Para entonces yo tenía 39 años. Pero mi sobrepeso siempre fue mi talón de Aquiles. Debo admitir que, en los últimos siete años, en forma gradual y sin darme cuenta, mi peso había sido el mayor de todos los tiempos.

Sin poder encontrar el camino idóneo para empezar, mucho menos para hacer un plan, que en verdad me condujera, sin perder el norte, de forma permanente.

Ver amenazada mi movilidad me aterrorizó y fue lo que me hizo reaccionar. Aunque ya había experimentado algo similar con el problema lumbar. Sólo me tomó cuatro semanas; éste problema me convenció que tenía que hacer algo drástico y distinto. Tenía la seguridad de que encontrar el camino sería en mi vida un recomienzo.

Pero como dice el refrán mexicano: *No hay plazo que no se cumpla, ni fecha que no se llegue.* El mío llego una tarde de abril cuando platiqué con mi hija.

-¿Mamá, has considerado una cirugía bariátrica? porque yo la he considerado para mí y le dije

-¿Qué? -quise brincar del sillón- tú no necesitas una cirugía de este tipo hijita de mi corazón. Si yo como estoy en este momento no me la haría, menos me gustaría para ti. Tienes un hermoso cuerpo y sólo lo has descuidado por las razones que tú misma sabes, entre ellas las comidas fuera.

Sólo me miró con sus ojos grandes y movió la cabeza.

-He visto en las redes sociales como se transforma la vida de las personas -agregó Camila- quizás sería una buena opción para ti mamá.

Nunca había visto con buenos ojos la opción de una cirugía de este tipo. Pensaba que era una decisión muy extrema y para gente sin fuerza de voluntad. Yo no me consideraba en esa categoría, me dije jamás.

Aunque no quería admitirlo, las palabras de mi hija me llegaron muy fuerte al corazón y al subconsciente, porque a partir de ese momento no dejé de pensar en la posibilidad de la cirugía. Más que nada mi salud en decadencia fue lo que aceleró la decisión.

Empezando por la apnea, problemas del corazón, osteoartritis en ambas rodillas. Sobre todo, la derecha, la que se mantuvo inflamada e inmóvil por meses, al grado de ayudarme a caminar con bastón. Por consiguiente, caminaba con mucha dificultad. Los tobillos empezaron a sufrir y con muchos problemas podían sostenerme. Y no se diga ejercitarme en lo más mínimo. Mi agotamiento después de cada ducha me decía que algo no estaba bien. Pensé que tenía que hacer mucho al respecto.

Pasó más o menos un mes. Una tarde del mes de mayo, para hacer exacta el 21 del mes -no recuerdo si yo llamé o él me marcó- mi amigo Jaime, médico veterinario y jubilado de mi organización.

-Mireles ¿alguna vez has considerado una cirugía bariátrica? -sin más ni más sentenció.

-¿Yo? jamás -contesté medio sentida.

El siguió la conversación. Me platicó de su operación bariátrica y del cirujano que llevó a cabo su cirugía.

Que al tener el mismo sistema de salud que el mío, ese mismo doctor sería mi posibilidad.

Las palabras de mi amigo replicaron en mi cabeza, en conjunto con la conversación con mi hija. *Algo está sucediendo y mi Dios me está enviando señales que debo escuchar con atención* -pensé dubitativa.

Entonces compartí con mi hija que estaba contemplando muy en serio lo de la cirugía bariátrica. Ni tarde ni perezosa, me mostró la transformación de diferentes personas que ella conocía y había visto por *Instagram* y otras redes sociales, sobre personas que se habían sometido a esta clase de operación. Los resultados eran sorprendentes. Así que tomé como muy importante la recomendación de Camila.

También contribuyeron para animarme aún más, las tres cirugías bariátricas de los sobrinos de una de mis cuñadas, recién realizadas y que resultaron un gran éxito.

La misma semana, dentro de mi depresión y sin salida al problema que enfrentaba de sobrepeso, me dediqué a leer un poco sobre este tipo de cirugías. Por fin solicité una cita con mi médico de cabecera. Inmediatamente me la otorgaron. Después desatarse la epidemia de covid-19 todo ese año estaba sorprendida. Las citas médicas se empezaron atender vía teleconferencia; aunque ya se habían iniciado dos años atrás, la situación a la que nos enfrentamos nos obligó a sacar más provecho de éstas.

Después de platicar con mi doctora de la depresión severa que estaba viviendo, a causa del sobrepeso, aunado con mis otros problemas de salud, me refirió con el médico especialista en metabolismo para empezar atacar el problema.

La pesadilla se convirtió en el inicio de un hermoso sueño. Como dice el refrán a *tomar el toro por los cuernos*. Una vez que mi doctor de cabecera me refirió con el médico del metabolismo, de inmediato me otorgaron la cita. Compartí con este especialista mi preocupación y frustración. Me recetó *metformina*, medicina que recetan a los pacientes con problemas de deficiencia de insulina. El médico me explicó que su meta era que hubiese una reacción en mi metabolismo.

Experimentamos por un mes y no hubo reacción. Entonces decidí hablar con él nuevamente y contarle lo desesperada que me encontraba. Que no había visto cambio y que estaba contemplando la cirugía bariátrica. Me contestó que si quería me referiría con la clínica de control de peso para empezar con los tramites. Contesté con firmeza que por favor siguiera adelante.

Mientras escribía con prisa me dijo que ya me estaba

mandando al departamento que se encargaría de llevar todas las gestiones al respecto. Los diagnósticos médicos que me aquejaban eran suficientes para cubrir los requisitos. Que el seguro médico, sin duda, autorizaría el procedimiento.

Cerramos la videollamada y no podía creer que enfrentaba a una de las decisiones más importantes de mi vida.

Mi primera motivación para decidirme para la cirugía bariátrica, fue la urgencia de encontrar cura a todas mis enfermedades, las que obedecían principalmente al sobrepeso. No podía creer que me sintiera tan triste por esta causa. Pero como dice adagio *no puedes extrañar lo que no conoces.* Y aunque siempre había sido vanidosa, la cuestión del peso era algo que toda la vida me había incomodado, pero no había decidido resolver.

Nada era más importante que deshacerme de libras para poder aliviarme. La segunda razón era muy importante para mí: quería lucir bonita, joven, saludable, tanto física como mentalmente, para el resto de mi vida.

Todas las dietas que traté incluyendo el *Ayuno Intermitente,* nutriólogos, clínicas de control de peso, *mi proveedor de salud anterior,* dietistas con regímenes y horarios diversos que no podía cumplir por la naturaleza de mi trabajo. En fin, una interminable lista de dietas no había sido beneficiosas para mi iniciadas y jamás finalizadas. Otras concluidas, pero no con resultados favorables. Todo esto, lejos de beneficiarme, fue tomando un rumbo obscuro en el camino para alcanzar un peso idóneo, para una salud plena. Aunque mis amigas me conocen por ser disciplinada, en mis dietas no lo lograba.

Otros de los factores por los que me preocupaba el peso, era porque no quería que me alcanzara la menopausia con sus respectivos bemoles. Pero el tiempo no se puede detener y casi me alcanzó. Sentí que la vida se me iba sin haber hecho algo por mí. El mismo mes de mi cirugía empezó mi menopausia. Pasados 18 meses desde ese momento confirmé en forma oficial que llegó esa nueva faceta.

El 3 de julio del 2020, oficialmente, tomé la valiente decisión de dar el sí a la cirugía bariátrica.

En el momento que me dirigieron al departamento de Control de Peso y Cirugía Bariátrica tomó más seriedad mi decisión la que, todavía a finales de junio, titubeaba si era la salida correcta o, mejor dicho, la respuesta a todas mis dudas del gran problema de salud que estaba enfrentando.

La clínica me contactó de inmediato y en menos

de una semana ya tenía toda la lista de requerimientos para seguir con este nuevo viaje. Aunque ya estaba decidida, debo admitir que lo pensé por las tres semanas siguientes. Mi cabeza daba vueltas tratando de asimilar lo que conllevaba esta decisión, sabía que era un gran compromiso. Por fin, me rellené de valor y contacté a Mercedes, la persona que coordinaba todos los requerimientos y las citas con el cirujano. Para finales de julio y en medio de la pandemia ya tenía en mi mano la lista de 10 pasos importantes para empezar esta maravillosa aventura.

Tuve mucha suerte, pues los preparativos para la cirugía bariátrica, en mi caso, tuvieron pocos meses de preparación. Un proceso que normalmente se lleva más de 12 meses. Podíamos decir que fui muy afortunada de haberlo logrado en tan sólo tres meses. Con el fin de obtener la fecha para este procedimiento, en mi caso, fueron diez pasos esenciales y un riguroso orden específico.

Mercedes se encargó de coordinar la fecha de la cirugía. Fue mi primer contacto en la clínica de cirugía bariátrica, siempre me trató con mucha paciencia y, por cuestiones de la covid-19, toda la comunicación fue totalmente por correo electrónico, teléfono y videollamadas.

Me explicó todos los pasos, los que mencionaré brevemente a continuación: primero llamar a mi compañía de seguro médico para cerciorarme que mi plan de gastos médicos cubriría la cirugía. Para poder autorizar intervención, en muchas de los casos, estas empresas aseguradoras determinan, como requisito, haber participado en la clínica de Control de Peso por un determinado número de meses, no especificados. En mi caso, por alguna razón todo fluyó a buen ritmo, fue autorizada sin este último requisito. Es posible que el doctor que me refirió, atestiguó todos los años de lucha, de acuerdo con mi historial médico. Nunca lo sabré.

Una vez que me dio la autorización la compañía de seguros, el segundo paso fue agendar las citas con Mercedes.

Ya era el 14 de julio y había avanzado mucho en tan sólo días. El tercer paso fue participar en el Seminario de Orientación Bariátrica. Tan sólo tenía una oportunidad si deseaba agilizar el momento de la cirugía, ya que estaban muy determinadas las fechas para tomarlo y si no lo hacía me iba a retrasar. Esta cita fue el 17 de agosto, en la cual tuve la oportunidad de conocer virtualmente a mi cirujano y darme cuenta de los detalles en qué consistiría mi cirugía bariátrica, ya que hay varios tipos.

El cuarto paso fue agendar la evaluación psicológica, la cual fue bastante compleja por la seriedad que implicaba las condiciones psicológicas, en la toma de decisión de una cirugía de este tipo. En esta me explicaron los procedimientos, riesgos y condiciones. Evaluaron mi historial de sobrepeso. Qué esperar. En pocas palabras, si estaba apta para recibir este gran cambio, así como los cuidados posoperatorios. Recuerdo que el cuestionario consistió alrededor de 30 páginas.

En general toda esta fase fue para me quedara claro lo que implicarían los factores, tanto psicológicos, emocionales y sociales de esta cirugía. Recuerdo muy bien que la psicóloga me pregunto si estaba preparada para perder gran parte de mi hermosa cabellera. Muy segura le conteste *sí, claro, eso y más.*

Estaba tan decidida y preocupada por mi salud que no habría nada en el mundo que me hiciera cambiar de parecer.

Ya completo el requisito anterior, el quinto paso fue agendar cita con el dietista certificado, la cual fue en el mismo mes. Ese día discutimos las estrategias de preparación preoperatorias y posoperatorias. Así como el plan para tener éxito tanto a corto como a largo plazo.

El 10 de agosto por fin tuve la cita con mi cirujano

para determinar el tipo de cirugía bariátrica conveniente en mi caso, de acuerdo con mi historial clínico. Yo había visto los diferentes tipos y ya en mi mente había decidido la llamada *gastrectomía en manga*, VSG por sus siglas en inglés. Ingenuamente pensé que me darían a escoger.

El doctor Fuller me sorprendió y me explicó en detalle que la mejor, en particular por mi caso, sería el *Bypass Gástrico*. Me tomó por sorpresa porque ya había visto en qué consistía y me parecía muy agresiva. Así que comprendí con optimismo y la confianza de que era la mejor para mi caso.

-Doctor Fuller, lo que usted decida que es mejor en mi caso, lo acepto, y sí, estoy de acuerdo.

-Nos vemos el día de tu cirugía -señaló determinante y concluyó la llamada con una sonrisa.

Ya, por último, Mercedes se comunicó conmigo y me agendó cita para el 17 de septiembre en la clínica de Control de Peso y Cirugía Bariátrica, para darme los pormenores del procedimiento, tomar la cifra de mi peso y signos vitales.

Ese día, mientras la enfermera tomaba notas, mencioné que estaba muy contenta del gran paso que había tomado. Que estaba arrepentida de no haberlo hecho antes.

-Dios es el que lleva nuestras agendas. Y si hoy estas aquí es porque hasta hoy era tu momento -tenía razón Catalina.

En esa cita me enteré de que me habían encontrado una piedra muy pequeña en la vesícula. Yo jamás había sentido molestia alguna, pero el cirujano me pidió permiso para extraerla en la misma operación. Si tuviera en el futuro síntomas dolorosos, sería muy riesgoso proceder con una intervención en esa área, por la proximidad de lo que me harían.

Así que también di el sí, para proceder con esta última. Para concluir realicé las gestiones de ingreso al hospital que, por motivos de la pandemia, trataban cada entrada al nosocomio con tiempo y cuidados extremos.

Esa fue la última evaluación previa a la cirugía. Salí feliz del consultorio. Llena de esperanza y más motivada que nunca. Lista para el siguiente paso. El cual ya por fin estaba programado para el 6 de octubre del 2020. Sólo era cuestión de tres semanas, para ser la protagonista de una de las decisiones más importantes de mi vida.

Debo admitir que, después de realizarme la prueba

de la covid-19, antes de la operación, me limité no ver a nadie. Me aterraba pensar que pudiera estar expuesta y perder esa gran cita por algún contagio.

A finales de agosto había decidido empezar una dieta muy a mi manera y dado a esto había logrado bajar seis libras, es decir casi tres kilos. Recuerdo muy bien con alegría mi última margarita, también mi última copa de vino *chardonnay*, mi último helado, pasta, *pancake* y arroz.

Con mi régimen y con la dieta preoperatoria había logrado llegar a la cirugía con 16 libras, es decir cerca de siete kilogramos menos.

La decisión de la cirugía siguió en medio de la pandemia, aunque fue amenazada hasta el día que sucedió. Entre miedos y retos, sentía que, con valentía, confianza y determinación, todo era posible. Por esa razón, me reservé de platicarlo con muy poca gente. Sentí temor de compartirlo, de abrirlo con una persona que, con un pensamiento negativo, obstruyera mi decisión.

Que hubiera una mala energía a pesar de la seguridad, seriedad y responsabilidad que ya había tomado. En el fondo, además me sentía avergonzada de admitir que me sometería a una cirugía bariátrica, como única salida al gran problema de salud que enfrentaba.

Incluso recuerdo que se lo comenté a una compañera y amiga del trabajo.

A mi jefa -quien me preguntó el motivo de mi incapacidad médica- no le pude decir totalmente la verdad. Sólo me limité a decirle lo esencial, que sería para mejorar mi corazón y extracción de la vesícula, por lo que no estaba mintiendo. Cuidé celosamente ese secreto con mi círculo de amistades.

El tiempo de la covid-19 fue mi aliado durante y hasta después de la cirugía.

Llegó el tiempo de abrirlo con mesura.

Yo diría, como hasta el segundo mes de la cirugía, poco a poco lo fui compartiendo. Fue como en los embarazos, cuando no puedes seguir ocultándolo se va notando al pasar el tiempo. Ya fuera en reuniones de trabajo virtuales o compañeros de labores, que nos veíamos de vez en cuando en persona. Ellos, a pesar de las restricciones de salud, fueron observando. Preguntándome qué estaba haciendo, por qué lucía diferente.

Así, poco a poco, perdí el miedo en poner al descubierto, en cuerpo y alma, un sinfín de sentimientos, mientras iba disfrutando mi transformación física, buena salud y armonía interior.

Un contento y paz inexplicable.

# Capítulo V

# Emprendiendo el viaje

A l cabo de unas horas, por fin la cirugía terminó. Con gran sorpresa, me di cuenta de que las incisiones no me molestaban. Sólo podía divisar unos parchecitos en mi área abdominal. Un pegamento que utilizan hoy en día para cerrar heridas.

Me había tocado la fortuna de estar en cuarto privado y contemplando el mar del Pacífico a través de mi ventana. *Qué maravilla* -me dije- *qué manera de recomenzar una vida nueva.*

Realmente esta operación fue totalmente diferente a la única que ya había tenido en toda mi vida: la lumbar, la cual tuve en el 2004 en circunstancias muy adversas; dolorosa tanto física como emocional. Llena de miedo. Ahora sí sabía la diferencia entre una y otra.

La recuperación se fue dando de una forma muy natural y sin dolor. Estoy sorprendida de saber que tuve una cirugía, donde me reconstruyeron mi estómago y conexión del intestino delgado.

Yo me sentía como si nada, aun con la extracción de la vesícula. Esto fue realmente asombroso.

Después de dos días de hospitalización, me dieron de alta como eso de las 11 de la noche. Sinceramente deseaba quedarme por unas horas más en el hospital ya que me sentía de alguna forma que tenía cuidado profesional. Ya en casa iría todo por mi cuenta. En fin, mi esposo me recogió y me recibieron mi hija Camila, mi nieto y Miguel-mi esposo- con arreglos florales y globos. Dándome la bienvenida a lo nuevo, a eso nuevo que tanto esperaba.

A la mañana siguiente, ya me enfrentaba a la novedad de practicar la lista de tareas, que me tocaba de ahí en adelante, es decir, a vivir la teoría. Ahora era el tiempo de emprender el viaje.

Durante la primera semana, mis alimentos fueron puros líquidos, en medidas muy pequeñas de dos onzas entre agua, consomés y bebidas energizantes.

¿Qué si pasaba hambre? ¡Para nada! Mi estómago estaba renaciendo. Era como el de un bebé. Si comparamos con un recién nacido que toma dos onzas de fórmula, pasaba casi lo mismo con mi dieta. Poco a poco se iría acoplando a mi nueva alimentación y forma de comer, pero todo en etapas según las texturas y de forma gradual.

Para la segunda semana empecé con comida blanda. Así continué con mi ingesta entre líquidos y papillas, hasta llegar a comida con textura sólida. Al cabo de tres meses ya estaba en el nuevo régimen que llevaría para siempre. Debo mencionar que los suplementos vitamínicos jugaron y jugaran un papel muy importante ya que son imprescindibles en mi salud de aquí y en el futuro, es decir para siempre.

Para la octava semana, es decir durante el segundo mes, ya había perdido el 35 por ciento de peso cuando sucede en la mayoría de los pacientes hasta el tercer mes. Según la teoría, al sexto mes debería haber perdido entre el 45 al 55 por ciento del exceso de sobrepeso. Al doceavo mes entre el 60 al 70 por ciento. En el mes 18, del 70 al 80 por ciento. Lógicamente en los últimos seis meses es muy lento este proceso y la paciencia debe imperar.

Sentir que poco a poco estaba recuperando mi salud fue una sensación de libertad, no antes vivida es una felicidad inexplicable con palabras. Me sentía ligera y limpia por dentro. La inflamación interna como externa, tan pesada que por años viví, ya no persistía. Comprendí que tan importante era la digestión que fue la clave para tener una vida saludable.

Que la forma en que procesaba la comida era fundamental, he ahí la importancia de lo que me llevaba a la boca. Por esa razón fue preciso aprender a leer las etiquetas, los ingredientes en cada paquete, caja, envase o como viniera la presentación de los alimentos, que aparentemente lucían saludables.

Cuando mi amiga Magdalena me comentó alguna vez que la inflamación interna es atroz, no sabía a qué se refería. Ahora sé.

Una vida libre de inflamación es como quitarme años, me siento más joven.

En mi nueva forma de comer fui descubriendo el camino a mi propio paso. En ese proceso seguí adecuando horarios y comidas que fueron formando mi nuevo régimen y que sigo ajustando con nuevas recetas, que disfruto y me nutren.

Que no fue necesario hambrearme, sino comer alimentos de calidad, que fueron y seguirán siendo la clave, el común denominador para seguir con éxito.

De manera que cada mañana, empiezo con una malteada que he ido perfeccionando ante mis ojos. Este batido consiste en leche de almendras sin azúcar, proteína en polvo, con mucha dificultad encontré la más adecuada para mí. Me llevó algunas semanas encontrar la correcta ya que, como mencioné, mi dieta, aparte de todas las indicaciones médicas de cuidado, es libre de gluten, soya y azúcar.

Agregué frutas como bayas, cocoa, jengibre fresco, cúrcuma, canela, plátano, semillas de ajonjolí y en ocasiones col rizada, espinacas o perejil, dependiendo de los verdes que tuviera disponibles. Esta mezcla se ha convertido en el desayuno de todos los días. Yo le he nombrado *Batido Vegano Sorpresa,* pues cada mañana sale un sabor diferente.

En mi lista tengo permitido un bocadillo antes del almuerzo. Pero no es necesario, lo importante es que si no tengo hambre ¿para qué comerlo?

Para el almuerzo, al inicio, fueron dos onzas o bien 56 gramos de proteína. Acompañado de una onza o 28 gramos de verduras. Con el pasar de los meses el nivel de proteína aumentó una onza más es decir tres onzas en total al cumplir el año después de la cirugía.

En total el porcentaje de proteína debe ser entre el 60 a 80 por ciento de ingesta diaria.

Para media tarde, ingiero un bocadillo, donde es importante incluir proteína. En un principio era un yogurt griego, pero al pasar del tiempo lo fui variando para no enfadarme de lo mismo, siempre con especial atención al porcentaje de azúcares permitidos no mayor a tres gramos por porción. Me volví más selectiva, así que una onza de queso y otra onza de pistaches se han vuelto uno de mis bocadillos favoritos.

O bien una barra de proteína, que además de nutrir, tiene un sabor a chocolate delicioso. He ido cambiando a varias opciones para no caer en la monotonía. Lo importante es descubrir lo que más disfrutes con el más alto contenido valor nutricional. Era imperioso encontrar qué disfruto comer, porque este será un programa de por vida.

Para marzo del 2021 le pedí a mi cirujano me permitiera agregar colágeno a mi dieta. Empezaba a perder mucho cabello, a tal punto que eran notorio espacios en el cráneo. La prueba de laboratorio también indicó deficiencia en zinc, por debajo de lo normal por este motivo me dio permiso de tomar zinc como suplemento vitamínico para nivelar los valores de este y además colágeno en polvo, que me ayudó en dos meses a recobrar poco a poco mi cabello.

A los dos meses siguientes pedí permiso para agregar vitamina C y E ya que, con la disminución de peso, mi piel también sufrió cambios. Fue cuando comprendí que, además, tenía que tomar en serio la rutina de un plan ejercicios físicos.

Los músculos lucían notablemente débiles, algo tenía que hacer al respecto.

Debí admitir que la rutina de ejercicio, de cualquier tipo, debió haber iniciado desde que sucedió la cirugía más sin embargo sólo me limité a caminar. Aunque eran caminatas largas, de cuatro millas, no eran lo óptimo. Aunque para un inicio fueron muy buenas. He de admitir que la rutina de ejercicio, que me tomó tiempo aceptar meses más tarde, sabía que se convertiría, seriamente, en rutina formal y constante para poder apoyar con éxito mi cirugía.

En junio del mismo año empecé mi rutina con bicicleta estacionaria, con 10 millas (16 kilómetros) como meta. También práctica de *pilates* y un poco de pesas ligeras. Fue mi nuevo plan de ejercicios, en ocho meses, que me tomó llenarme de valor y decidirme actuar, porque ya no era opción, se convirtió en necesidad.

Todo lo que estoy practicando ahora en mi nueva vida ha sido aprendizaje de todos los días. Hay muchas lecturas e indicaciones médicas, experiencias ajenas, pero me tomó tiempo asimilar mi propio camino, como dice la canción de Serrat: *Caminante, no hay camino, se hace camino al andar.*

Ahora que cumplí exactamente nueve meses desde mi cirugía, el plan de alimentación sigue adecuándose a mis gustos, preferencias dentro del parámetro de lo permitido. Ya perdí más de 100 libras, es decir 46 kilogramos, con el plan de tres a cuatro comidas pequeñas diariamente.

Con derecho de uno a dos suplementos como una barra de proteína y una malteada, más dos comidas sólidas, que incluyan proteína en cada comida y, como ya mencioné, frutas bayas las cuales procuro en mi batido vegano matutino o bien verduras. Los carbohidratos están permitidos, pero como hay que cubrir primero la fuente de proteína y vegetales, escasamente puede quedar espacio para incluir carbohidratos. Y aparte debo confesar que me preocupa tocar el arroz y pastas. Los cuales decidí no incluir en mi alimentación. Lo único que si consumo es la tortilla de maíz, la cual ha contribuido a saciar mi antojo de carbohidratos, ya sea en mi almuerzo o cena y que disfruto tanto.

Dentro de todo lo que he aprendido, hay dos clases de proteínas. Una mejor que otra. Por eso debo revisar muy bien las etiquetas y ser muy cautelosa al escoger mi proteína. Aquí podría mencionar que los alimentos *Kosher* han jugado un papel muy importante, no tan sólo en la cuestión de lácteos o carnes, sino en todos sus productos en general. La manera en que procesan los certificados Kosher para mi ingesta es muy importante, por la pureza, limpieza y calidad con que son elaborados.

Los azúcares están casi prohibidos en mi ingesta. Digo casi, porque únicamente me permito ingerir no más de tres gramos. Por esa razón las frutas bayas son mis azúcares permitidos. Muy atenta en las etiquetas, respecto a esto, el azúcar no debe de aparecer en los tres primeros ingredientes de los paquetes de comida preparada. Aunque sean las barras de proteína, debo revisarlas muy bien que no contengan azúcar o un máximo de tres gramos por porción. Siempre mi objetivo que es no sobrepase dos gramos.

Uno de los procesos que me ha costado, entender y aprender, es comer muy despacio. Masticar la comida muy bien, disfrutar cada bocado. Tomar lapsos de 15 a 20 minutos mínimo en cada comida es fundamental, hasta sentirme satisfecha, haya terminado la comida o no. No extender el periodo por más de 30 minutos, sobrepasar este tiempo frente al platillo -según las tendencias- provoca comer más de lo debido.

Otra regla es no tomar líquidos al mismo tiempo mientras como. Debo de esperar de 20 a 30 minutos después de cada comida para tomar líquidos o cualquier otra bebida, que sea libre de calorías. Debo admitir que ha sido tedioso este punto, y aún uso el cronometro para ciertas ocasiones, porque sé la importancia de esto. Otro de los procesos que me tocó aprender es a no tomar líquidos con popote, como solía hacerlo, incluso tomaba hasta el café con pitillo, en general reconozco todos los cambios, ajustes que me ha tocado activar en esta nueva vida y feliz de ver la diferencia.

Una de las preguntas que le hice a mi cirujano, fue si podía escoger la *dieta keto* para maximizar mi cirugía, pero él no me la recomendó, pues hay comidas que en mi nueva alimentación no puedo y no debo de comer.

Entre estos, el tipo de endulzantes que se utiliza en los productos y comida cetogénica, la que no está permitida en mi caso, por contener polialcohol, como eritritol y xilitol, la cual se produce de las partes leñosas y fibrosas de las mazorcas, es decir pertenece a la lista de carbohidratos.

Otro de los puntos que debo mencionar es que la cafeína también está fuera de mi ingesta. Esto fue un proceso difícil, pues estaba acostumbrada al café regular desde que tengo uso de razón. Fue un reto verme en la necesidad de encontrar un rico y fuerte café sin cafeína. Haber encontrado un sabroso expreso descafeínado me llena aún de emoción cada mañana.

Asimismo, los tés sin cafeína han conformado una parte importante, ya que el café o el té se convirtieron en mi opción número uno, al igual que el agua natural con mucho hielo y con un toque ya sea de menta, pepino y jengibre fresco. Todo esto se intercambió por el refresco que casi diariamente me tomaba, aunque fuera *zero* o *light*. No existe uno que sea saludable. En este nuevo régimen están prohibidos en su totalidad. Ni siquiera los extraño, ni me ha dado tentación por si quiera probarlos. Considero otra meta superada.

# Capítulo VI

# Entre el ropero y
# la conciencia

D efinitivamente una de las situaciones más difíciles a las que me enfrenté, fue con mi guardarropa. Imposible de creer, pero habían pasado casi 27 años comprando sólo lo indispensable. Pensaba *por el momento mientras bajo de peso.* No me había percatado del impacto tan grande que tendría vivir bajando mi figura y recuperándose entre el espejo y mis tallas nuevas. Digo, tallas nuevas porque desde el primer mes ya sentía los cambios.

Siempre mi tendencia en moda ha sido conservadora, una forma clásica. Pero a medida que iba sintiendo los cambios físicos, me animaba a experimentar estilos de ropa nuevos para mí. Unos donde soñé verme en ellos, y ahora que lo lograba ver, lo sentía como una recompensa. Eso se siente muy bonito. Por supuesto cuidando el detalle de vestir acorde a mi edad.

No había urgencia de surtirme de ropa, pues todavía alguna la podía usar por el momento. Como en toda cirugía bariátrica la recomendación es esperar. algunos meses antes de adquirir guardarropa nuevo. La espera obedece a los cambios rápidos de tallas. En mi caso cambié de XX2 a XL, empecé a tomar medida de mis cambios, que poco a poco fueron disminuyendo hasta S y algunas XS. Es decir, de haber llegado a vestir talla 18, ahora soy tres o cuatro. Fue y sigue representando una celebración diaria.

A los dos meses de mi cirugía empecé a limpiar mi ropero, había bajado 50 libras, es decir 23 kilos.

¡Dios mío! Nunca me imaginé enfrentarme a decirle adiós, no a unas simples telas con diseños, sino a una parte de mi vida muy profunda, donde rompí cadenas tremendas de años. Sin exagerar por más de dos décadas, casi la mitad de mi vida.

Cada prenda que me tocaba descolgar de mi ropero me recordaba una ocasión, un momento y ponerlas en la *bolsa para regalo* fue una serie de sentimientos encontrados. Pero al final recordar la sensación de cerrar cada morral, aunado a mi pasado, creó un sentimiento de aliento, bienestar, esperanza y gratificación por el logro alcanzado.

También, saqué ropa que guardada en cajas que por

años no había podido usar por la talla, así fui haciendo un guardarropa pequeño en cortísimo plazo.

Mi sobrina y hermana, quienes habían cambiado de talla también, se sumaron a contribuir a mi ropero. Sin pensarlo estaba inundada de ropa *nueva* para mí.

Lo que si tenía que empezar a comprarme era ropa íntima ¡Sí que fue un reto! Acudí a una tienda especializada en este tipo y cuando entré me preguntó la empleada

-¿Señora busca algo en específico?, ¿qué talla?

-No tengo la respuesta, es más, creo que tú me ayudaras a encontrarla -con una sonrisa ingenua respondí- últimamente no he atinado a mis medidas.

Expliqué por qué y me felicitó. Ya no recuerdo cuánto he gastado en ropa interior, ha sido muy difícil esta parte y a decir verdad es la ropa que más me interesa usar de mi talla.

-No se preocupe señora, yo le ayudaré -muy amablemente me dijo.

-¿Usted, ¿cómo bajo de peso? Yo necesito bajar -preguntó la cajera, una chica muy jovencita quizá en sus veintes. No me había dado cuenta de que había escuchado mi conversación con la otra empleada.

-Con determinación, disciplina y perseverancia vas a lograrlo -contesté con una sonrisa.

Me sentí mal por mi respuesta, debí haber sido más específica, pero no me animé a dar explicaciones en ese momento. Cada vez que me piden mi receta de cómo bajar de peso, no encuentro las palabras precisas, en ocasiones repito lo anterior. Pero en otras les aconsejo que eviten las harinas, cafeína, azúcar y alcohol, por citar ejemplos.

Son las principales recomendaciones que tengo frescas en la mente y que en lo personal me han funcionado, aunado a todo el trabajo que una cirugía bariátrica conlleva. En mi caso no es opcional. En otras ocasiones, abro mi corazón y confieso que fue gracias a una cirugía bariátrica, en mi caso el bypass gástrico. La razón por la que decidí escribir este libro.

Para finales de diciembre del 2020 ya había logrado bajar 50 libras, aproximadamente 23 kilogramos y logrado reducir mi índice de masa corporal registrada a finales de agosto de 44.9 a 35.7, estaba muy satisfecha, como si se tratara de un premio aunado a sentir mi salud cada día mejor. Todo por el cambio de mi peso.

Recuerdo que una de las pláticas con mi cirujano, previas a la cirugía, fue pedirle que no me extendiera mi incapacidad a más de dos semanas; que las seis semanas que me recomendaba él eran muchas y debido a la pandemia, el trabajo en casa facilitaría no interrumpir tanto mi vida laboral.

Realmente me preocupaba pedir tanto tiempo de incapacidad.

-Necesito que tomes esas seis semanas para ti

-señaló el Dr. Fuller con energía- tienes mucha tarea. Entre adecuarte a tu nueva vida con horarios tanto de ingesta de alimentos como de vitaminas y descanso.

En fin, acepté ese tiempo con resignación, lo tomé como un compás terapéutico. Recuerdo que compré una serie de materiales para dedicarme a elaborar manualidades que nunca llevé a cabo, por factor de tiempo. Había comprendido la orden del doctor. No hubo lapsos más que para mí. Me la pasé revisando en *YouTube* cirujanos, métodos alimenticios, dietistas y otros *youtuberos* que compartían recetas y algunas experiencias sobre sus nuevas vidas a consecuencia de la cirugía bariátrica.

Me encontraba tan ávida de escuchar a especialistas en este tema, así como a pacientes como yo, que hubieran vivido la misma travesía. Era como decirme *Liz no estás sola.*

# Capítulo VII

# Mi primer aniversario

En vísperas de mi aniversario, es decir a los 12 meses desde la cirugía, me di cuenta de que este recorrido había sido una aventura diaria, constante. Este parto espiritual sucedió más rápido de lo que esperaba y a medida que empecé a notar paulatinamente los cambios físicos, sentí una ráfaga de luz que me llenó de una energía que no ha podido parar. Descubrir tallas nuevas frente al espejo, diciéndome *luces diferente.* Y aún mejor como recompensa recobrando mi salud. Con la ventaja de que mi corazón era el mismo.

Quiero asentar que haber aceptado mi obesidad, como una enfermedad no fue fácil, por mucho tiempo la confundí o la traté como una condición social. Más, en esa confusión, no me di cuenta de que fue más urgente localizar la enfermedad, no obstante, en mi caso, la condición social que dejó una huella muy clara y profunda.

En este proceso, me escondí y me negué a personas que eran importantes para mí. Pasaron, meses y años sin encontrar tiempo para ver a la gente que era especial, pero no quería que me vieran, principalmente en los últimos dos años. Me avergonzaba mucho mi apariencia, sin darme cuenta que mi salud iba más allá de cómo lucía. Tiempo en el que casualmente vivía en una zona de confort al lado de Miguel, mi esposo. Por fortuna me di cuenta que había cambios que realizar. Fue una lástima que mi salud me hizo llegar a esa conclusión.

Con todo esto, aclaré dentro de mí que la felicidad estaba adentro, no a través de los demás. Concretamente supe de que no estaba dentro de mi esposo, mi hija o mi nieto; sino que estaba viviendo por primera vez una nueva dimensión personal y única. Que había encontrado mágicamente un bienestar indescriptible, lleno de esperanza, con muchos deseos por compartir a otras mujeres que, como yo, en algún momento, se encuentran en una calle sin salida. Para gritar que todo es posible.

Que la cirugía bariátrica fue solamente un elemento para reiniciarme, una herramienta para construir mi nueva vida, y ya dependerá de mí el resto de mi existencia. Que no es una barita mágica, sino una aceptación con responsabilidad y compromiso, la decisión para lograr un objetivo. Estoy consciente que todos sanamos de diferentes formas. En lo personal estoy segura de que esta nueva vía me ha transformado, como nunca lo había vivido.

Ya casi no recuerdo mi cuerpo anterior, pero lo que si veo son las cicatrices emocionales que poco a poco se van desvaneciendo, al compás del tiempo.

Cada vez que me enfrento al espejo me siento muy contenta, completa.

-Mamá yo ya no te recuerdo como antes, llenita

-comenta mi hija cuando recorremos las fotografías del pasado.

Esto me confirma que soy una persona diferente. Igual, pero distinta.

La motivación sigue brillando con energía. No hay mañana que me levante y dé gracias a Dios por este regalo, que defenderé a costa de todo por el esfuerzo que ha merecido y seguirá por el resto de mi existencia. Sentirme en control de mi vida y mis acciones, específicamente de mis nuevos hábitos, es un contento inexpresable. Seguir mi corazón y mi razón se ha vuelto una prioridad.

Cada mes es una celebración. En una cajita conservo

todas las etiquetas de las diferentes tallas de ropa que he adquirido desde mi cirugía y disfruto vestir. Visualizar todos esos números ha sido como un juego de azar. Irme de compras es una gran recompensa, ahora cada prenda de vestir que trato me queda y me siento bien. Cuando anteriormente dentro de 80 vestidos sólo podía escoger de uno a dos, con los que me sintiera cómoda. Antes usaba la ropa holgada para disimular mi figura ahora, al contrario, comprar ropa de mi número me hace sentir muy bien.

Cada día que pasa ha sido semanas y meses llenos de aprendizaje. Respuestas que por años buscaba. Ahora sé que estaban muy recónditas, sólo era cuestión de encontrarlas.

Siguiendo por el camino, recuerdo que a los tres meses contacté a un cirujano plástico en Tijuana. Le pedí una evaluación para realizar una cirugía cosmética de senos. Pero me dijo que no quería verme hasta 16 meses después de mi cirugía bariátrica; que es cuando se ven los resultados finales en la nueva figura.

El tiempo transcurrió, pasaron los 16 meses desde la cirugía. Después de una rutina de ejercicio aeróbico, pesas, pilates, yoga y bicicleta estacionaria estoy viendo resultados favorables, los cuales me han hecho recapacitar y he resuelto no acudir a esa cirugía estética.

Le doy gracias a Dios por los logros alcanzados. Con ese agradecimiento me quedo y a trabajar más en mi rutina de ejercicios para fortalecer mis músculos. Parte en la que debo trabajar con precisión, ya que he perdido masa muscular, a pesar de tener cuidado de cubrir mi fuente de proteína, mi rutina de pilates y pesas.

Por esta razón contacté un entrenador físico. Me hizo ver que necesito una rutina más allá de cardio, cosa que me pareció muy buena. Con este ejercicio seguí bajando de peso. Sabía que necesitaba algo más específico para fortalecer los músculos, de manera que se agregó una tarea más.

Cada mañana que me levanto veo al espejo una mujer nueva, feliz, satisfecha de mis logros, completa y llena de vida. Se que tendré que trabajar de por vida para seguir con este sentimiento y contribuyendo a mi salud como lo he estado haciendo desde el primer día.

Lo primero que hice fue tomar en serio mi decisión de terminar este libro, con una prisa espiritual de concluirlo. Todo con el fin de compartir mis experiencias con otras mujeres que sufrimos de la misma enfermedad: la obesidad. Asunto que nos atemoriza mencionar y reconocer. Por lo tanto, no sabemos cómo enfrentar la realidad y desconocemos cómo salir adelante con éxito.

Que pedimos auxilio de muchas formas, por ejemplo, en mi caso, por medio de todas las enfermedades que afronté y me llevaron a tocar fondo, como digo en *lo más profundo del mar.*

Por naturaleza, las mujeres latinas nos crían para sólo cumplir y servir. Esa es mi historia, y en mi búsqueda de conseguir balance fue donde perdí el camino. Disipé el equilibrio, me olvidé de mí por cuidar de los demás. Darme cuenta de que, si había una respuesta a mis temores, me fortaleció y reconfortó cada día.

Me di cuenta de que a medida que yo estuviera bien, por ende, mi familia también. Se lo agradezco mucho a mi esposo, él ha sido el mejor promotor de esto; siempre cuidando de mí y preocupado por cada mínimo detalle sobre mi persona, como nadie antes lo había hecho. Todo su apoyo en esta travesía fue muy importante y puntual para mí. Desde su consejo *no cocines, si no te apetece,* hasta sus palabras siempre de aliento. Nunca fue para mi esposo un reto prepararse un emparedado o guisarse algo para no incomodarme. Con sus eternos *cuídate, descansa, que yo cuidare de ti también.* Todas esas formas eran momentos de demostrarme su amor.

Sin duda, dentro de todos mis sueños, se han presentado retos. Para mí fueron los que me motivaron aún más; dieron la pauta de cómo manejarlos y hacia dónde dirigirlos. Se han convertido en un aprendizaje inagotable.

Haberlos aceptado con humildad no fue fácil, pero al final veo que se han convertido en un regalo de bienestar tanto físico, mental y espiritual. Viendo con claridad que la vida me presentó situaciones muy difíciles, dolorosas, de muchas lecciones. Como dice un buen amigo: *vinieron a representar anticuerpos para el alma*, aunado al refrán que dicta *lo que no te mata, te hace más fuerte*.

Lo que tenía muy claro, fue que el anuncio de mis enfermedades, las que me habían paralizado el alma, llenado de terror, fueron fuerza obscura que nubló mi razón y corazón para ver lo que debía hacer.

En la mayoría de las ocasiones fue más fácil negar lo que sentía. Unas veces por comodidad, otras por temer a lastimarme más. Pero eso no quiso decir que esos silencios espinosos, por dentro me apagarían. Qué el miedo y el no creer en mí, me llevaron a momentos sombríos, donde me di cuenta de que no podía ser, ni sentir lo que realmente quería sentir. Ni hacer lo que realmente quería hacer; como si algo más fuerte fuera dueño de mi voluntad.

Enfrentar mi desconfianza tocó lo más profundo de mi ser. Fue cuando las preguntas surgieron. De antemano no tenía respuestas e ignoraba qué tanto tardarían en llegar, sólo el tiempo las daría. No sabía tampoco que tenía que estar preparada para no sufrir en este proceso y así no claudicar en el intento. Comprendí que el miedo fue un arma de dos filos. Para mal, paralizarme y no dejarme avanzar. Para bien, motivarme y ponerme en el camino correcto.

Cuando me di cuenta de que mis emociones sólo eran mías, empecé a ver la realidad que consistía en que la vida no es sólo sensación de bienestar, sino que también de responsabilidad.

Tomé todas esas experiencias, no positivas, para aprender. Todos los adeudos con el pasado podían convertirse en un final feliz. Llegué a la conclusión de que no era suficiente sentirme bien, sino también siendo fiel a mí misma, a mis convicciones, aciertos y hasta a mis defectos. Que las batallas eran sólo mías y que debía enfrentarlas, a pesar de mis miedos. Ser genuina no era un pecado.

Hay una frase que siempre le digo a mi hija: *la verdad da libertad.* Una mentira triunfará por un momento, pero la verdad es una un pase de libertad ilimitado. Se menciona aquí porque en muchas ocasiones quise vivir en una burbuja: *aquí no pasa nada*

# Capítulo VIII

# Sigo en el camino

P asaron 15 meses desde la cirugía y seguí experimentando diferentes sensaciones, como si fuera una fuente inagotable de satisfacciones. Recibí una llamada de mi nutrióloga, me estaba anticipando que recibiría una llamada del departamento de mercadotecnia del grupo *Scripps*, mi proveedor de salud. Me indicaron que escogerían mi proceso, como los seleccionados cada año. Serían escogidos por sus casos sobresalientes en cuestiones de salud. En concreto habían escogido mi trayectoria para publicar mi caso como un ejemplo exitoso.

Me sorprendió mucho la noticia y más con la prontitud que me contactaron al día siguiente. Mandaron de inmediato un correo electrónico y mensaje de texto, pidiéndome una entrevista. De inmediato conteste que sí; estaba dispuesta a compartir mi historia. Para el segundo día ya tenía en mi agenda dicho encuentro con la persona que me entrevistaría.

Al cabo de una semana, ya había compartido con ellos los puntos más importantes y sobre todo resaltar, que gracias a este procedimiento médico, se colaboró para dejar de lado todos los medicamentos de las diferentes condiciones médicas que me aquejaban.

En forma destacada, la cancelación de una cirugía de rodilla, que ya estaba en camino. Muy sorprendidos recalcaron que el artículo sería publicado, para que mi ejemplo pudiera ayudar a motivar a otros pacientes. Estaba muy contenta de haber sido elegida y de poder ser una diferencia.

Todo esto para mí, lejos de ser un halago, fue un motivo más para seguir con mucha motivación ayudar a otras personas. Se convirtió para mí en una recompensa sin igual.

Dos semanas más tarde, recibí un mensaje de Rosa, quien reside en Florida, prima de mi esposo, quien me dijo que tenía algo muy importante que compartirme y quería que fuera por video llamada. Nos citamos y sinceramente no me esperaba lo que iba decirme, pensé que me anunciaría que iba a casarse, o un nuevo empleo.

-Liz, tengo que darte las gracias desde lo más profundo de mi ser -con sorpresa aseguró Rosa- ya que tú eres una gran inspiración para mí. Hace dos semanas me sometí a la bariátrica del Bypass gástrico y no tienes idea de los cambios que estoy experimentado desde ya.

Yo le contesté que era un camino largo de mucho aprendizaje, de paciencia y la felicité por su valiente decisión. Con sinceridad esto me tomó por sorpresa, pues hay personas a mi alrededor, principalmente mujeres que me dicen *Liz, irradias energía y me motivas a hacer algo por mi salud y apariencia*, con gusto me comparten que empezaron a comer mejor, o hacer ejercicio y ven resultados.

En coincidencia, dos días más tarde, recibí un mensaje de voz de Linda una de mis amigas de la infancia, quien ha visto mi trayectoria de la bajada de peso. En el comunicado expresó su agradecimiento por motivarla, en empezar las gestiones para la cirugía bariátrica. Que mis cambios eran sorprendentes y que lo hacía al igual que Rosa y yo por condiciones de salud.

Entendí que muchos de nosotros, sin buscarlo, podemos ser promotores de salud, motivar a otros para estar mejor, esto sin duda es una recompensa. Así como también encontré profunda motivación en las palabras de mi hija Camila, pidiéndome con amor que no me rindiera. También, reconocí las amistades y entorno que en un punto de mi vida no me favorecieron, que lejos de recibir un buen consejo dejé caerme en un círculo vicioso.

Se siente bonito reconocer que conviertes todas tus vivencias buenas, y no tan buenas, en métodos de aprendizaje, en un diario vivir. Ya ni piensas, realizas en automático. Es sólo que sabes que se vuelve una necesidad, como encontrar la meta de completar 10 mil pasos al día, montarme en la bicicleta estacionaria, mi yoga-pilates acompañados de música india, *Bollywood* que tanto disfruto por las mañanas.

Mi cirujano, el doctor Fuller, en el doceavo mes, me recomendó unirme al grupo de apoyo de pacientes bariátricos. Uno de sus comentarios fue que, de aquí en adelante, puedo entrar en juegos mentales, cuestión que me quedé pensando en qué forma podría ser. Conforme pasó el tiempo comprendí que pueden ser dos tipos: el relajarse y el otro irse al extremo de sentir que no he bajado suficiente y seguir en un camino estricto, no saludable.

Las tres sesiones de apoyo en las que participé fueron muy productivas y aleccionadoras. Curiosamente en un grupo de 14 mujeres, sólo participó un caballero, que tenía las mismas ambiciones y éxitos que el resto.

Grupo donde todos nos encontrábamos en diferentes etapas, unos preoperatorio, otros a semanas de haber tenido su cirugía. En otros integrantes, hasta de años en proceso de revisión del *Bypass Gástrico*.

Conocer a otras mujeres que como yo hemos vivido diferentes transiciones. Me recordó cómo viví cada una de ellas, pusieron en perspectiva el recorrido y qué vendrá después. En los grupos de apoyo de este tipo, concientizaron lo que es el *self-care*, cuidado personal. Influyendo en lo importante que es haberme tomado tiempo para mí.

Otros que ya tenían años y estaban por recibir una revisión, es decir, que van por una segunda cirugía por haberse descuidado. Sentir que las vivencias de los integrantes son semejantes y que complementamos los mismos métodos, es una experiencia enriquecedora. Todos los días se aprende algo nuevo.

Para ser sincera, a pesar de que sé que mi masa corporal bajó la mitad, no siento que ha sido suficiente y mi cirujano me indicó que podía bajar con seguridad unas 10 libras más, es decir casi cinco kilos, a pesar de que mi familia y amigos me decían que ya parara de bajar. Que era suficiente.

Sólo cuando veía mi ropa colgada en el ropero me preguntaba: ¿ese vestido talla 3, realmente es mío? me di cuenta de que era suficiente. Pero al mismo tiempo, seguía con la necesidad de bajar más. Me di cuenta que los grupos de apoyo si han sido beneficiosos para poner en perspectiva mi equilibrio.

# Capítulo IX

# Enfermedades

Iniciando el 2014, y dado al estrés de la larga enfermedad y cuidados de mi padre, después de tener más de un año hospitalizado, comencé con molestias en mi ritmo cardiaco, cambios en mi cabello, presión arterial, hinchazón de tobillos y piernas, muy agotador. Decidí acudir al médico. Me aseguró que no pasaba nada, que todo estaba excelentemente bien, que mis males estaban en mi mente, es más, me refirió al departamento de psiquiatría.

Las semanas transcurrieron y yo seguía sintiendo que mi salud se quebrantaba cada día más. Mi concentración no era la misma. Con mi insistencia, el médico de cabecera me realizó unos exámenes. Con muestras de laboratorio detectó irregularidad en mi tiroides. Me recetó una dosis muy baja de medicamento. Pasaban las semanas y seguía sintiéndome igual. Así que decidí ir por una segunda opinión.

Mi opción fue acudir con un médico particular, del otro lado de la frontera, en Tijuana. Ese médico internista, el doctor Héctor Meza, revisó detenidamente mis antecedentes y con pruebas de laboratorio que me mandó hacer, aparte de los resultados que ya llevaba de Estados Unidos, me confirmó que sufría de hipotiroidismo, que debía tomar Levotiroxina, pero casi triple de dosis de la que estaba tomando, pues sería la única forma de regular la tiroides. Le pedí que me lo pusiera por escrito.

Con esa indicación pedí cita nuevamente, con mi médico de cabecera, quien no podía creer, al mismo tiempo enojado de que alguien más le dijera que tenía que hacer. No le quedó opción que respetar la nueva dosis y autorizarme el medicamento correspondiente. Le pedí que me refiriera al endocrinólogo a lo que se negó.

Me molesté mucho en ese momento. Me desilusionó de gran manera mi proveedor de salud. *¿cómo era posible que no podía referirme a un especialista?* -reflexioné. Pero sí al departamento psiquiátrico, por el cuadro clínico que presentaba. Ya había escuchado comentarios de otras personas sobre este sistema de salud, que enviaba pacientes a psiquiatría como salida fácil, económica para ellos. Eso no podía comprenderlo entonces, entendí que debía tomar responsabilidad por mi cuenta.

Conforme pasaban los días con la nueva dosis de hormona tiroidea sintética, me empecé a sentir mejor. Así pasaron tres años.

Para el 2017 mis problemas cardiacos siguieron, pero jamás me refirieron al cardiólogo, aun cuando mi médico de cabecera me informó, sin precisar cuándo, que en uno de los electrocardiogramas habría indicado que había sufrido un *mini-infarto*, por lo que nuevamente tomé por mi cuenta acudir a un cardiólogo particular. Me confirmó que los latidos del corazón estaban acelerados e irregulares, que debía tener una vida más tranquila, bajar de peso y seguir tomando *clortalidona*, para desalojar el exceso de agua, que de alguna manera al mismo tiempo regulaba mi presión arterial.

En una toma de rayos X que me ordenó la doctora Patricia Aubanel, prestigiosa cardióloga aparte de revisar mi corazón, encontró que las vértebras de mi cervical estaban deteriorándose por el tiempo. Una vez más me sugirió que era necesario bajar de peso, tanto por mi corazón como por mis vertebras. Cuando salí de su consultorio comprendí lo urgente que era seguir su consejo; además la historia de la cirugía del disco herniado que había sufrido en el 2003, sentía que me amenazaba nuevamente, a causa de mi sobrepeso.

Entonces me di a la tarea de hacer cita con una nutrióloga, quien me motivó, pero al mismo tiempo me sometió a un régimen de horarios casi imposibles de cumplir. Me considero disciplinada, pero los dos meses que llevé el régimen, fueron un gran reto. Una dieta donde empezaba desde las cinco de la mañana con ingesta de un desayuno completo. Cada dos horas atendí un complicado menú. Sólo logré bajar cinco libras, es decir, pasados los dos kilos. No podía creer que sólo había bajado eso, fue muy frustrante.

La hinchazón tanto en piernas y tobillos persistía. Me di cuenta de que algo no estaba haciendo bien y por consiguiente siguió la búsqueda de la solución.

Cada una de mis enfermedades fueron llegando de una en una. Las cito aquí como advertencia para quienes sufren de sobrepeso y las puedan identificar. Resonaron como *tic-toc* en mi vida en general. Me preguntaba: ¿qué enseñanza dejaban en mí? Irremediablemente situaciones dolorosas de afrontar.

La enfermedad número uno, la más larga y grave fue la última que detecté, que reconocí como tal fue la obesidad, misma que lastimosamente desencadenó todas las demás. Imposible de creer, pero en efecto esa trajo consigo todas y cada una de las enfermedades. Algo así como un efecto dominó.

Para comenzar, a través de los últimos 12 años, había desarrollado *apnea del sueño, hipertiroidismo, hipotiroidismo, osteoartritis en ambas rodillas, fallas en la parte izquierda de mi corazón,* agrandamiento leve de la aurícula izquierda, sin mencionar el *mini- infarto* que pienso que si pasó, sería en el tiempo de la enfermedad de mi padre, momento en el que pasé mucho estrés y responsabilidad.

También tenía el colesterol a punto de salirse de control, hipertensión, prediabetes, edema severo en ambas piernas -por años- así como una serie alergias. Entre ellas la soya, nueces, gluten, pollo, uvas. En fin, me sentía muy saturada de enfermedades. El último diagnóstico era una cirugía en mi rodilla izquierda, por la severidad de mi osteoartritis, que empezó a mediados del 2019. Me ayudaba a caminar con un sujetador y bastón. Todo esto, a pesar de que pedí ayuda a mi médico de cabecera de ese tiempo, con mucha insistencia. Únicamente se limitó a escribir lo siguiente:

*Señora Riggs, eleve su pierna, póngase hielo en su rodilla dos veces al día por 10 minutos cada vez. Tome Tylenol para el dolor. Si no mejora en una semana, regresa para suministrarle una inyección de cortisona en la rodilla.*

Por supuesto, todas indicaciones no eran suficientes para atacar la osteoartritis en mi caso, era sólo una forma de mantenerme a flote.

Para la primera semana de septiembre, después de una reunión familiar, ya no pude levantarme de la silla. La rodilla estaba inmensa y con un dolor que mi esposo decidió llevarme a la sala de urgencias del centro médico de la naval.

-No volveré a llevarte *a la* sala de urgencias que sueles pedirme, es una pérdida de tiempo y no han solucionado ninguno de tus problemas de salud -agregó con energía.

La osteoartritis empeoró empezando la primavera del 2020. Mis tobillos, también, empezaron a sufrir con enormidad. Un edema que no comprendía y ahora sé que fue provocado por mi sobrepeso. Al grado que no había calzado que pudiera usar para caminar y sostenerme. Rendida ante la situación, ya estaba pensando en deshacerme de todos mis zapatos, imaginé que jamás podría volver a calzarlos. Cada día era más difícil estar de pie o caminar.

Eso fue una de las razones que ocasionó una depresión inmensa, que me llevó a pedir auxilio.

Tomar *Tylenol* cada ocho horas y aplicarme parches para el dolor no estaban dentro de mis planes a largo plazo.

Durante tres meses, cada día, mientras tomaba mi ducha, lloraba de impotencia y preocupación preguntándome cuál sería la solución y cuándo vendría. Gracias al cambio de proveedor de salud a *Scripps* pude ver la luz.

Una vez resuelto lo de la cirugía bariátrica, empecé a ver resultados desde el primer mes. Mi hormona estimulante de tiroides TSH (por sus siglas en inglés de 2.57, bajó a la normalidad del índice 1.56. En un inicio del padecimiento llegué a tenerla hasta 4.5. En los meses posteriores recibí una llamada de mi doctor endocrinólogo, el doctor Aakif Ahmad, quien dijo que, si seguía manteniendo estos niveles, que lo más probable es que ya no necesitaría medicamento. Estaba muy emocionada con esta noticia.

Me explicó que había identificado que el descontrol de la tiroides, en mi caso, obedeció al exceso de peso, que mi glándula estaba trabajando de más, tratando de cubrir un cuerpo más grande. Por ende, no alcanzaba a satisfacer mis necesidades, por lo que la bajada de peso contribuyó a estabilizar mi hormona tiroidea. Esto fue un acierto y como un palomeo a la lista de maravillas que la cirugía bariátrica había traído consigo.

Con todo esto, el plan empezó con reducir la dosis de la levotiroxina, a media dosis, hasta llegar a cero. Esto resultó asombroso para mí, más cuando llegó la primavera del 2021.

Después de monitorear los resultados de laboratorio mensualmente, fue cuando oficialmente me indicó suspender el medicamento, que seguiríamos verificando cada dos meses para asegurarnos que el plan era el indicado.

Ya cumplida mi segunda primavera en 2022, con felicidad, declaró que mi tiroides trabaja normalmente, gracias a la pérdida de peso.

Alrededor de abril del mismo año también recibí la instrucción de mi cardiólogo, el doctor James Patrick Gray, de no seguir con la clortalidona, ya que no era necesaria de acuerdo con los resultados de mis pruebas de laboratorio. Dicho medicamento fue recetado desde el 2015, para eliminar el exceso de agua que retenía. ¡Duré seis años tomándolo! Pero Dr. Gray siempre atento a mi cuadro de salud, decidió el mejor plan para mí.

Con todo esto quería decir que este último índice ya estaba dentro de los parámetros normales. No obstante, lo que no se logró estabilizar fue la arritmia cardiaca -aún tengo implantado mi monitor- al menos ya no necesito ningún tipo de medicamento para esto. Siempre en la búsqueda de una vida tranquila. Con la esperanza de que lo retiren para la primavera del 2023.

En ese mismo mes tuve mi reevaluación para la cirugía de rodilla. El día de mi cita, previamente me tomaron rayos X y el doctor cirujano ortopedista, Adam Rosen, cuando entró al consultorio, me vio pasmado. No podía creer que era la misma paciente del pasado abril del 2020.

-Pensé que me habían dado los rayos X equivocados -señaló admirado el doctor- estoy sorprendido de lo que su osteoartritis ha mejorado, le informo que por lo pronto no habrá necesidad de cirugía, como lo habíamos planeado. Si todos mis pacientes con sobrepeso y problemas de este tipo supieran la diferencia que impacta el peso, se resolverían muchos de sus problemas de ortopedia. Usted es un vivo ejemplo de ello. ¡La felicito! Continue con su plan, por cierto, estoy escribiendo un libro respecto a esto.

Ya para entonces tenía cerca de las 90 libras menos, es decir 41 kilogramos.

Continuamos una charla respecto a su libro que escribió con este tema y yo le compartí sobre el mío y las razones porque lo escribí. Quedamos en intercambiarnos las publicaciones.

En vísperas de tener la segunda reevaluación de mis rodillas, en la primavera del 2022, el doctor me dio las buenas noticias de que todo seguía muy bien y sin necesidad de cirugía. Me di cuenta de que mejoraba desde la dieta preoperatoria, cuando me quitaron la cafeína. Al tercer día me percaté que el dolor se había desvanecido y me pregunté muchas veces si el consumo de cafeína tuvo que ver en este asunto.

Después de regresar de una semana de vacaciones, donde no había opción más que café regular, al tercer día empezó el dolor en mi rodilla derecha. Ignoraba que era a causa de la cafeína. Hasta que regresé a casa, al segundo día de tomar mi café descafeinado, como arte de magia desapareció. Con todo esto, en mi caso la cafeína si afectó mi rodilla.

Algo respecto a la cafeína que descubrí hace unas semanas, en una mañana que me sentí muy desvelada, agregué una cucharada de café regular en la cafetera, junto con las otras cinco de café descafeinado como siempre. A las dos horas sufrí de un dolor estomacal tremendo, que no podía ni caminar. Fue tan intenso, que por un momento pensé ir al doctor, pero se me ocurrió tomarme un yogurt natural. El dolor desapareció mágicamente. Con esto comprendí la razón por la que a los pacientes de bariátrico nos prohíben la cafeína, ya que esta irrita el nuevo estómago. En definitiva, en mi caso, no más café regular o bebidas con cafeína. Muy claramente favorecen tanto mi rodilla como a mi nuevo estómago. Como paciente bariátrico es una recomendación constante.

Asimismo, tuve mi evaluación después de la cirugía bariátrica con la Dra. Jamil Shazia, de la unidad de especialidades pulmonares, quien está a cargo del cuidado de mi apnea, la cual sigue, pero reitero que gracias a mi nuevo estilo de vida y manteniendo un peso saludable ayudará a controlar este problema.

# Capítulo X

# Alimentos, texturas y cantidades

Conforme fueron pasando los meses me fui adecuando a mi nueva vida. La dieta personalizada, para mi caso, consistía de 60 a 80 por ciento de proteínas. Asimismo, incluyo vitaminas, que de por vida tendré que tomar, como calcio y multivitamínicos, que complementan mis alimentos.

Otro 30 por ciento de carbohidratos y hasta un 30 por ciento de grasas. Aprendí que vigilando los carbohidratos integrales, que son buenos, no había necesidad de eliminarlos. Estos tipos de carbohidratos fueron esenciales para el proceso de absorción de nutrientes en el intestino, tomando en cuenta que la fibra que contienen, fueron también importantes para mí, además de dejarme satisfecha dan energía.

Ya cumplido el doceavo mes, la ingesta de comida no debió sobrepasar de cuatro a cinco onzas (113 gramos) por comida incluyendo proteinas, vegetales y carbohidratos y de mil 200 calorías diarias, por la reestructuración de mi estómago. Por consiguiente, fue muy importante utilizar una báscula de limentos en la medida de lo posible, y estar muy atenta a seguir con este plan de por vida.

El proceso de mi nueva alimentación fue gradual, por texturas y cantidades, con el propósito de que mi nuevo estómago paulatinamente se fuera acostumbrando a sus nuevas etapas. Las texturas se clasificaron en este orden:

Las primeras dos semanas fueron líquidos, con valores proteínicos, como consomé de pollo. Tomando en cuenta que no tuve apetito y en ocasiones me vi forzada a tomar líquidos, para evitar deshidratarme. Esa era la fase número uno.

En la fase dos, se incorporaron papillas o pures. Poco a poco se agregaron las proteínas, con el fin de no sentirme débil y los músculos no sufrieran. En la fase tres se fue incorporando pescado, pollo, cereales, frutas y verduras con un poco más de textura. Todo esto sucedió entre los 21 días posteriores después de la cirugía.

La fase cuatro, es decir, entre la quinta y la sexta

semana después de la cirugía, la viví más interesante, ya que la comida solida por fin empezó a tomar más color y textura. Janet Nash mi dietista, enfatizó en cada encuentro, la importancia de masticar los alimentos hasta que quedaran molidos por completo, antes de tragarlos. Etapa en la que aprendí de nuevo a moler muy bien los alimentos. Masticar y la digestión fue muy importante en este proceso ya que mi nuevo estómago estaba conociendo alimentos nuevos para él y debía estar atenta a cualquier indicio de comida que no pudiera aceptar.

En esta fase ya tenía permitido comer carne roja, langosta, escalopas, ostiones, camarones, y aves. Aprendí que no todos los pacientes de esta clase de cirugía están listos para estas comidas en esta fase, pues cada persona es diferente. Por tal motivo estuve muy atenta a cada alimento ingerido. Siempre priorizando proteínas, frutas y verduras en este orden, dejando para el último las grasas e hidratos los cuales fueron permitidos siempre en muy poca cantidad.

Lo que si experimenté fue la posibilidad de que, si había algún alimento que un principio no me cayó bien, detectar desde el segundo bocado, qué sería bien admitido y cual no por mi estómago, traté diferentes recetas. Lo bueno fue que no tuve necesidad de experimentar mucho, por esta razón. Hasta la fecha, no hay comida que mi estómago de bebé haya rechazado.

Al principio estaba atenta para identificar diferentes tipos de libros, con recetas de cocina para bariátricos. Pero mientras iba sobre la marcha, fui creando un menú sencillo, sabroso, tanto en los nutrientes que iba necesitando como en sabores y texturas. Siempre recordándome que era imperioso encontrar el camino correcto en mi nueva cocina.

Las cantidades que en un principio ajusté a mi nuevo menú, me dieron pauta para preparar con inteligencia. No estuve dispuesta a comer tan poquito con comida congelada de semanas o de mala calidad. En mi caso, preparar mucho de lo mismo, llegó a fastidiarme. De manera que haber encontrado menús sencillos, ricos y cantidades pequeñas, me resultaron muy atractivos, aunque tuviera que cocinar más a menudo.

Conforme avanzaron los meses, fui creando esos menús, que me divertían y nutrían. Siempre buscando llegar a los estándares de proteína, frutas y vegetales que necesitaba como meta, ingiriendo la proteína primero y después lo demás. Ya que la fuente de proteína es la base para poder tener éxito en la dieta bariátrica.

Los azúcares, en mi caso, jugaron un papel importantísimo. El porcentaje más alto que debí ingerir, hasta la fecha, es el tres por ciento por porción, siempre y cuando no se encuentre dentro de los primeros tres ingredientes en las comidas empaquetadas. De manera que la información de cada paquete de alimentos fue primordial revisarlo cuidadosamente.

No todos los endulzantes artificiales son permitidos. Algunos contienen etanol (alcohol etílico), en mi caso está prohibido. Es un compuesto químico que se obtiene de la fermentación de los azúcares, se utiliza en las dietas cetónicas como el Eritritol, mejor conocido como *Fruto del Monje,* que se ha reconocido como el más saludable.

Entre la categoria de endulzantes también se encuentra en el mercado la *Stevia,* la tuve como opción por ser de origen natural, pero su sabor fue un sacrificio, así que terminé eliminando en su totalidad de mi alacena.

Por otro lado, tenemos los edulcorantes que se conocen con marcas comerciales, tales como el Espartamo (*Equal*) Sucralosa (*Splenda)*, Sacarina (*Sweet and Low)*, por citar los más comunes.

Por consiguiente, las bebidas con endulzante artificial, como aspartamo y sacarina, han sido mi mejor opción, aunque estoy consciente que ninguna de ellas tiene un sabor óptimo y ninguna es saludable.

Las bebidas sin azúcar se han vuelto mis mejores

aliados. Dentro de éstas no se contemplan las sodas, ni siquiera las famosas *zero*. Sin embargo, hay un sinfín de alternativas que encontré y han formado parte de mis líquidos favoritos, aunque debo admitir que el café negro sin azúcar y té han sido de mi predilección. Descubrir que el agua natural fue una fuente de energía y gran amigo para la digestión, se convirtió número uno para mí.

En cuanto a bebidas con alcohol, antes de mi cirugía, consumía una variedad de cocteles, según la ocasión. Desde margaritas, vino de mesa entre otros. Los pacientes de cirugía bariátrica no deben tomar alcohol de ningún tipo. Dado que el alcohol a la absorberse pasa directamente en el torrente sanguineo. En una cirugía de bypass gástrico el estómago es más pequeño, por consiguiente, más sensible al alcohol.

Otro aspecto muy importante fue continuar con una rutina de ejercicio físico, aunado con calcio y suplementos multivitamínicos, para pacientes de cirugía bariátrica. Estas vitaminas las debo tomar de por vida.

No pude incorporar, sin permiso de mi doctor, las vitaminas E, C y colágeno. Esto no fue sino hasta el quinto mes. Las adicioné con el fin de ayudarme a fortalecer piel y cabello, que, con el peso perdido, sufrió un poco. Me he visto en la necesidad de echar mano de estos suplementos, independientemente del ejercicio físico que es clave en esta nueva vida.

Algo muy claro que comprendí fue que la cirugía es una herramienta solamente. La verdadera clave es recomenzar, el arduo trabajo diario de alimentación, suplementos vitamínicos y ejercicio, los cuales conformaron un paquete que me ayudó a alcanzar el éxito. Qué la disciplina fue esencial. Qué no necesité gimnasios costosos con entrenador personal, ni cirugías plásticas, ni cosméticas, ni algún otro tipo de tratamientos, sino que el querer lograr el objetivo fue el arma más poderosa.

Para todo lo anterior, debo admitir que el factor tiempo fue muy importante y seguirá siéndolo. Fue fundamental, parar y ver que debí dedicarme a mí. Disciplina y organización para crear menús, tiempo para la rutina física, para descansar y pensar en nuevos proyectos. Priorizar ha sido esencial.

Recuerdo haberle preguntado a mi cirujano sobre cuál era la línea de tiempo, para medir con puntualidad la pérdida de peso. Busqué una fórmula para monitorear mi plan, de acuerdo con las expectativas de la cirugía. Mi doctor me dio ánimos pidiendo que no me preocupara por el momento, que cada persona era diferente, que sólo siguiera sus recomendaciones y las de la dietista.

Que no me pesara diario. Al fijarme metas, debí pensar en las estrategias e identificar los tiempos en cada una de ellas. Una herramienta muy importante en el proceso fue la aplicación Baritastic, la cual me ayudo a monitorear mi ingesta.

Cuando entré al treceavo mes seguí bajando, aunque lento, pero confirmé, día con día, que iba por el camino correcto, me provocó una sensación de bienestar. Algo que no lo había notado, pero mi esposo y parte de mi familia sí. Una vez más me dijeron que ya había bajado suficiente, que era momento de parar.

Lo creí sólo cuando me subí a la báscula, supe que había llegado a mi libra número 129, es decir 59 kilogramos. Pero al mismo tiempo, seguía pensando que aún no terminaba y debía seguir, pues cada mañana que visualizaba en el camino correcto, producía en mí un sentir maravilloso y me decía: *quiero seguir bajando.*

Las pruebas de laboratorio confirmaron el éxito, al saber que todos los niveles habían salido normales. Por si fuera poco, el de tiroides también, razón por la que mi doctor endocrinólogo continuó con el plan. De manera que, todos los días, descubrí los beneficios que trajo a mi vida la cirugía bariátrica y lo feliz que me encontraba por esa decisión.

Durante el transcurso de mi vida se presentaron

decisiones muy difíciles, unas más que otras, en las que cada opción para solucionarlas representó riesgos. La cirugía bariátrica fue una decisión difícil, pero al final tuve excelentes resultados, me di cuenta de que este riesgo había valido la pena.

Sentía que la vida me sonreía en casi todas las dimensiones, fue una emoción maravillosa. Después de la crisis de mi rodilla izquierda, cuando tuve que usar hasta bastón para poder caminar. Hoy en día montarme en la bicicleta estacionaria y recorrer 10 millas sin parar, sin queja alguna, fue todo un éxito. Montar a caballo era todo un reto, ni pensarlo.

Ahora es una realidad. Me dije, *todo es posible,* cuando me di cuenta de que me escapé de una cirugía de rodilla inminente.

La ropa que adquirí meses atrás me quedaba notablemente grande. A pesar de los costos para adquirir nuevo vestuario, me sentía más contenta y seguía repitiéndome: *no estoy dispuesta parar, es una señal de que voy bien en una recta pacífica.* Bajar más podría ser muy ambicioso, pero quise encontrar la mejor forma de equilibrarme, combinando una buena dieta y ejercicio, que me llevara naturalmente a una mesura a largo plazo.

Me dio dicha recobrar el deseo, mejor dicho, perder

el miedo de ver amistades y familia que eran muy importantes para mí, que evité que me vieran en una de las peores facetas de mi vida.

El doctor Fuller me dijo que iba a bajar más después de mi última cita. Me exhortó a no parar, que siguiera con mi rutina que iba muy bien. Me externó que estaba muy contento con los resultados y darse cuenta de que mi caso había resultado con gran éxito.

Debo mencionar que el papel de mi dietista, Janet Ing Nash, fue crucial. Ella diseñó y fomentó mi plan de alimentación. Ha sido mi guía en esta travesía que empecé con una venda sobre mis ojos. Aterrizó un régimen alimenticio personalizado. No sólo la dieta para un paciente bariátrico, sino por mis alergias implicadas como el gluten y soya principalmente.

Comprendí que las dietas no funcionan, que fue preciso encontrar un plan permanente, persistente para siempre, con alimentos de alto valor nutricional, en cantidades pequeñas que me satisfacían lo suficiente. Pequeñas cantidades pues mi estómago había vuelto a nacer y es un constante pensamiento que lo debo de cuidar muy bien. El haber evitado los alimentos con preservativos -que en mi caso me hicieron mucho daño- me ayudó mucho. Aún los libres de gluten con exceso de azúcar, afectaron mi salud. Reconocí el beneficio de haber renunciado a esta comida, después de notar los resultados.

También me percaté que hay factores genéticos que tienden a generar obesidad, pero esto se puede superar con nuevas formas de comer y con la firme convicción que es sólo cuestión de diciplinarse y encontrar médicos profesionales para encarrilarse en el camino correcto.

Que tener un día de resbalón, no es para rendirse al día siguiente. Es sólo reconocer que hay un mañana para recomenzar y seguir. No olvidar la meta inicial.

Hoy cumplí 17 meses después de mi cirugía y me siento contenta de saber que vivo con 118 libras, es decir 54 kilogramos menos. Con una rutina como un trabajo, un estilo de vida como una recompensa, para continuar con esta travesía. Cada día sigue la aventura de conocer nuevos mecanismos de apoyo, como experimentar recetas nuevas culinarias que disfruto y celebro. Como comida persa, italiana, india, asiática, americana y sobre todo mexicana, cuidando cada detalle en mis nuevas versiones.

Cada día fue un descubrimiento en varios sentidos, sobre todo en los experimentos. En todas esas reglas que tanto mi cirujano y dietista trazaron para mí.

Ponerlos en práctica fueron una total aventura que celebro todos los días.

# Capítulo XI

# Comidas fuera de casa y vacaciones

En los grupos de apoyo para pacientes bariátricos noté la preocupación en la mayoría de mis compañeros en sus salidas a comer fuera de casa. Preocupaciones no menos que las mías. Todos compartieron ideas y sugerencias.

La clínica de cirugía bariátrica y control de peso te otorga una tarjeta que te acredita como paciente. Esa tarjeta te da la libertad de pedir, en tus salidas a restaurantes, del menú para niños. Carta que es basta en cantidades para pacientes como yo, con un nuevo estómago pequeño. Pero descubrí que era muy malo en términos nutricionales.

Cuando me di cuenta del contenido de menú para niños, con tristeza noté que en la mayoría de los restaurantes es comida chatarra, tal como papas fritas, pizzas, *hot dogs*, hamburguesas, entre otros. Fue cuando no sólo pensé en mí, sino en mi nieto y sus opciones tan pobres como comensal.

En la cocina y restaurantes de Estados Unidos las cantidades son muy bastas, así que decidí pedir el menú normal, de los platillos más sencillos junto con una caja para llevar. De manera que, al recibir mi platillo, inmediatamente apartaba lo que me comería en ese momento. Casi equivalía a una cuarta parte, cuidando que el valor de proteína fuera por dos onzas, en un principio, con el tiempo alcancé las tres onzas.

De esta forma disfrutaba de platillos nuevos, ricos y nutritivos. Cuando Emiliano, mi nieto, nos acompaña a comer, me da gusto saber que ya no sólo está limitado a esos menús de niños tan pobres en nutrición. Compartimos platillo del menú normal y hasta nos queda para llevar a casa.

## Las salidas de vacaciones

Las vacaciones fueron un poco más retadoras en lo que se refiere a comidas fuera de casa, porque todas las comidas eran en restaurantes. Durante los periodos vacacionales implicaron más cuidado según el tiempo de estadía.

Siempre procuraba hacer *click* con los meseros para

mejorar mis requerimientos alimenticios. La conexión con ellos me dio el mejor enlace con la cocina del restaurante, de cualquier tipo. En la mayoría de los casos el cocinero preparó mis alimentos mejor de lo esperado. Sentir que cocinaron exclusivamente para mí, al principio me dio pena, con el tiempo me fue gustando jugar con el menú.

Hubiese sido fácil escoger las opciones tal y como estaban en las cartas, pero la conciencia y fuerza de voluntad me regresaban a pedir lo indicado. Además, llevar una vida libre de gluten, soya y azúcar fueron aliados básicos e importantes, para salir avante en cada una de mis salidas de casa por días.

Otra opción que me ayudó, fue llevar en mi equipaje mis barras de proteínas o proteína en polvo, la que pude agregar a cualquier bebida. Difícil de creer, pero en lugares donde detecté venta de jugos verdes -que se ha hecho muy común en muchos establecimientos– sólo tuve que agregar la proteína a alguno de ellos, con esto ya lograba un alimento completo y cubierto.

Las barras de proteína, sobre todo las de chocolate obscuro, chocolate con crema de cacahuate o las de sabor a limón siempre han sido mis favoritas, porque las disfruto como postre, con la diferencia de 21 gramos de proteína y tan sólo de dos a tres gramos máximo de azúcar. De manera que, ver canastas de pan, confitería, galletas en época vacacional no fueron amenaza para mí.

En mi caso, me funcionó llevar mis aperitivos como pistachos, nueces pecanas y suplementos en barras, para estar comprometida a no regresar con ellos a casa.

Recién regresé de mis terceras vacaciones desde mi cirugía -estuve fuera alrededor de ocho días- y a pesar de los retos regresé con sólo un kilo de más. No podría dejar mencionar que mi amiga Ruby, quien se había encargado de hacer todos los arreglos para este viaje, me comentó que había recibido un correo electrónico del hotel, preguntando que si teníamos alergia alguna clase de alimento o una dieta especial. De inmediato contesté que sí. Esos detalles en estos sitios son los que me alentaron a solicitar lo que realmente necesité. Una vez más comprobé que sí hay alternativas para no boicotear el plan alimenticio.

Capítulo XII

# Cambios en mi estilo de vida

La transformación de mi vida implicó cambios profundos. Encontrar el camino correcto. Transiciones asombrosas que se presentaron gracias a la cirugía bariátrica. El nuevo estilo y formas de comer me llevaron a analizar otros factores, como el de mis amistades. Lo que en el pasado no había decidido escoger correctamente, entre eso me atreví a incluir a las personas de mi alrededor que fueron tóxicas y que de alguna manera me encontraba enganchada en un círculo vicioso.

Sutilmente me encontraba atrapada. Por fortuna descubrí que indirectamente saboteaban subliminalmente mis intentos con vicios alimenticios desordenados de comida chatarra, que era una constante tentación y amenaza tanto para mi salud como para la de ellos también. Pero parecía que no les importaba.

Fue difícil, me tomó tiempo darme cuenta de que tuve amistades que, a lo largo del camino, fueron sólo una compañía en apariencia, pero dañina con sus propósitos. Nunca sabré si se dieron cuenta.

Lo importante es que tuve la fortuna de rescatarme de esa horrible y obscura dinámica.

Quedé convencida de que una verdadera amistad es crecimiento, cariño, apoyo, entendimiento, fines comunes y sobre todo respeto. Nada de esto había sucedido, a pesar y a través de tantos años. Darme cuenta de que haberlos conocido fue una experiencia sin retorno, fue triste, pero al mismo tiempo una liberación muy especial. Saber discernir entre una buena amistad y sólo compañía. Me tomó tiempo hacer a un lado esos conocidos de toda una vida, no fue fácil, pero lo logré.

Los sufrimientos o males sabores de la vida, me dieron lecciones que me ayudaron de alguna manera a encontrar un bálsamo o antídoto para seguir en la vida, liberándome de aquello que no necesitaba. Decirle adiós a la gente que no quería ayudarme en mi vida, me dio mucha claridad y tranquilidad.

Fue difícil llegar a esta decisión, a este espinoso punto de conciencia, pero cuando llegó estaba decidida a no dar vuelta atrás. Ahora celebro haberlo hecho y superado. Ha sido una de las muchas y mejores decisiones que he tomado, que me han permitido caminar en esta nueva faceta de mi vida.

En algunas ocasiones, mi esposo me preguntó si he extrañado a estos seres. Como personas sí, pero como ejemplos a seguir, categóricamente le contesto que no. Agradezco a la vida y a Dios por haberlos puesto en mi camino, porque seguramente en ellos encontré aprendizaje, pero eso es todo, agradecimiento.

Debo admitir que muchas veces me daba cuenta de que eran personas no saludables, pero por toda la antigüedad y convivencia, las toleraba. Eran como un mal matrimonio *¿pero si cambia?* -me contestaba.

Pensaba en las buenas y en las no tan buenas. Mi filosofía es estar presente con tus seres queridos. Pero vi transcurrir los años, sin darme cuenta que había pasado toda una vida. Por eso ahora pretendo ser más cautelosa y alerta, para no incurrir en los mismos errores. Es prioridad para mí saber leer muy bien a las personas en mi entorno.

No hay nada mejor que sentirme que he recomenzado una vida con alegría, fe y esperanza. Con amigos que alimentan mi espíritu y complementan mi vida con fines comunes: vivir una vida plena, saludable en todos los sentidos. Con cambios de adentro hacia fuera.

Para mí, un final siempre significa el nuevo comienzo

de otro. Así que las amistades que quedaron atrás sólo me dejaron lo bueno de ellas y las nuevas amistades que me han regalado apoyo y crecimiento, les he dado una bienvenida llena de amor y esperanza, para ser mi compañía en mi nueva faceta. Estoy muy contenta de darme cuenta, de que han venido a mi vida amigos nuevos, aunque muchos de ellos ya eran conocidos, pero no habíamos tenido la oportunidad de conocernos profundamente. Ahora he podido compartir mi nueva vida con cariño, respeto y límites.

Recuperar y querer reencontrarme con viejos amigos fue otro regalo en la nueva Liz. Amigos y familia que había dejado de ver por algún tiempo.

A quienes evité por ocultar mi lado obscuro de la obesidad.

Otro punto que enfrenté en el camino fue reorganizar mi vida, no sólo en la cuestión alimenticia, sino en la organización del tiempo. Tiempo para cumplir con las metas de trabajo, porque levantarme más temprano de lo que solía hacer, me dio el espacio para trazar mis rutinas de ejercicio. Fueron y seguirán siendo punto clave para la magia de mantenerme en el carril correcto.

# CONCLUSIÓN

# Mi esperanza, sueños por cumplir

El parto espiritual sucedió más rápido de lo que lo esperaba. En cuanto empecé a observar los cambios físicos, fue como una ráfaga de luz, que me llenó de una energía que no había visto en más de dos décadas. Pude descifrar claramente que la felicidad ahora si la pude vivir de adentro hacia afuera. Que he resurgido del fondo del mar que es una expresión que utilizo para puntualizar cuando me he sentido muy perdida. Que esta vida que decidí es, sin lugar a duda, más completa y feliz que mi antigua fase. Que nunca debí pensar en vivir a través de otras personas. Qué mi vida no eran mi esposo, mi hija o mi nieto, aún de amarlos con toda mi alma. Ellos sólo forman parte.

Había encontrado mágicamente un bienestar

indescriptible, lleno de luz y de mucha energía, para seguir con planes que no había decidido concluir.

Mi energía física y mental me llevó a tomar decisiones nuevas por emprender. Retomar los proyectos empezados para concluirlos, los que sólo habían quedado en mi cabeza, pero no habían entrado al corazón para poder concretarlos. Ahora que plasmé mis vivencias en este libro, me di cuenta de que no hay tiempo que dejar escapar. Por ejemplo, seguir con mis clases de música, las que abandoné, con la excusa de la situación de salud de mi padre y que renuncié desde su partida.

Aún, con toda esta energía que me embarga, estoy consciente de que estoy entrando al final del verano de mi vida. No hay tiempo que perder. Debo organizarme, es lo más inteligente que puedo hacer.

Siento que la decisión de jubilarme ya llegó. De hecho, me estoy preparando. Quiero disfrutar de los años que me queden llenos de salud. Explorar otras posibilidades que sean redituables pero que llenen mi vida de satisfacciones nuevas.

Ahora quiero ver por mí y no a través de las necesidades de mi familia. Sé que en la medida que yo esté bien y contenta, por ende, se extenderá a lo más preciado para mí: mi esposo Miguel, mi hija Camila y

Emiliano, mi nieto. El tiempo corre y no estoy dispuesta a quedarme a mitad del camino.

Que mi hoy es seguir adelante y con más ahínco que en el principio. No sabía cómo sería el camino, ahora que lo he trazado, me siento con la imperiosa necesidad de no fallar, de no fallarme. Incluyendo a todas esas personas que me han hecho saber que soy fuerte y fuente de inspiración para otros. Porque algo que me quedó claro es que la cirugía no es una barita mágica, sino sólo una herramienta para un reinicio.

Que el trabajo más duro fue perseverancia, disciplina y determinación, que debo llevar de por vida, un verdadero reto, vivir un día a la vez. Liberarme del miedo y la falta de fe en mí misma fue y seguirá siendo prioridad para mí.

Ahora todos esos miedos quedaron atrás. Es bello darme cuenta de que el tiempo cura todas las heridas y sentir que tengo la oportunidad de volver a empezar, es lo más hermoso que me ha sucedido. Que me he reencontrado y he descubierto más sobre mí. La vida me sonríe diferente, qué ahora disfruto desde saborear lo dulce de la pasta dental hasta un amanecer y atardecer con un delicioso té sin azúcar.

Que mi presente es toda una sucesión interminable de anhelos. Que padecer enfermedades aparentemente

sin solución y decidirme a hacerles frente, me volvió
más creativa y que tengo la certeza de que cualquier
sueño que me proponga es posible lograrlo con fe,
temple, perseverancia y determinación, que al final me
están llevando en automático a este mundo nuevo, la
decisión que cambio mi vida para siempre.

# ELIZABETH MIRELES PASILLAS RIGGS

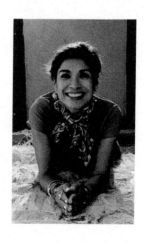

Nació y estudió en Baja California, México. Egresada de la Facultad de la escuela de Administración de Empresas Turísticas – Universidad Autónoma de Baja California. Emigró a los Estados Unidos de Norte América en 1991. Por los últimos 20 años se ha dedicado a laborar en el ámbito de la educación. Actualmente reside en San Diego, California. Fue paciente seleccionado a compartir su historia *"Losing to Win"* en la revista **San Diego Health Magazine** publicada en la edición de septiembre del 2022.

Made in the USA
Middletown, DE
09 January 2023